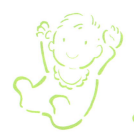

美式生孩子
中式坐月子

American-Style Birth
Chinese-Style Afterbirth

中美育儿体验记

王蕤 ◎ 著

中国出版集团　现代出版社

名家推荐

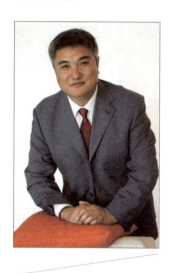

认识王蕤30年见证了一个生命的奇迹。初识时,她是一个爱也疯狂恨也疯狂的文学少女,再见面时她已成为三个孩子的妈妈,是闻名中外的中英文作家。尽管岁月沧桑让她变得举止优雅,然而,她的文字依然笔锋犀利,爱恨情仇犹如心中的火山,依然强劲地积聚或喷涌。本书最为难得的是,在作者亲身实践中孕育出的一部中西合璧的育儿百科全书,其最有价值的是批判精神,特别是对于西方父母过早与孩子疏离而导致情感冷漠的深刻反思,表现出作者非凡的独立风骨和理性追求。作为一个从事青少年教育和研究40多年的学者,我之所以愿意推荐本书,还因为王蕤的幸福人生给予我们一个深刻启示,即父母比孩子更需要健康成长!甚至可以说,父母的成长水平决定孩子的成长水平!

——著名教育家　孙云晓

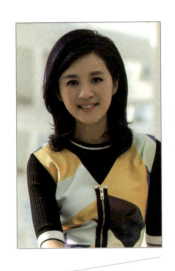

　　认识王蕤30年,她仿佛一点没变:一如往日的激情、阳光、充满好奇,又富于敏锐的洞察和理性的思考。我们的成长岁月,有那么多共同的记忆,也有很多美好的交集。可每每当我自以为了解她的时候,她总给我带来出其不意:比如她出书的速度,搬家的速度,还有,生孩子的速度。记得几年前,她带着一儿一女到我家玩,微笑着透露又怀了老三,我瞬间石化,因为在我印象中,她忐忑地向我咨询"生孩子到底有多疼"的画面就在昨天。成长于一个巨变的时代,有着贯通东西的求学求职经历,加上悟性、理性和感性,所有这一切,都成为王蕤这本育儿经强有力的背书。但恰恰由于知根知底,我读这本书的态度颇有点苛刻挑剔。不过,读完不得不感慨:原本自认为是过来人的我,恨不得重新来过!

——凤凰卫视主持人　许戈辉

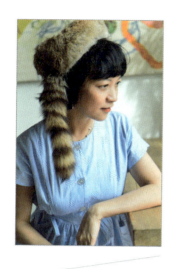

在海外，王薤用英文写作，我用中文写作，我们有过共同的出版社、经纪人，可算神交已久。后来我们都做了母亲，都定居北京，开始有了君子之交。常常人们错误认为女作家或者文青作为妻子会难以驾驭。但是我和王薤都是女作家，都是曾经的文青，我们却是踏踏实实的贤妻良母。比如我，上街买菜、做饭、收拾房间、陪伴孩子样样都做。王薤也一样，她生了三个孩子，为孩子勇于放弃本属于自己的时间，耐心地母乳喂养、然后悉心陪伴孩子。写作的人对人性有洞察力，虽然我们不像上班族，但是家里家外，样样操心，挤出时间陪伴孩子。养育孩子是一门爱的艺术，育儿的书便是这爱的艺术的呈现，很少有作家这么细致去写生产的事情。难得王薤在这本书中认真地将她大量的研究与自身经验完美结合在一起，然后提升到一个中美文化对比的高度，是一本不可多得的育儿经。书中提到有时晚做父母也有益处。我45岁才做母亲，所以我也持这个观点。

——著名作家　虹影

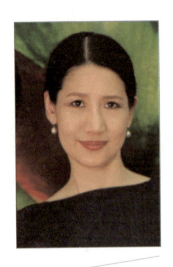

　　安妮做《尚流》杂志主编时我们就相识了，成为了多年的闺密。我们都有跨文化的经历，我留德，她留美，都热爱文学艺术，也还都跨界。作为朋友，她是一个很好的聆听者，很有才华，可以流利地用中英文写作。后来，她一连生了三个孩子，我都抱过亲过，他们都很可爱。我自己没有亲自生育的体验，但因此我更喜欢孩子，所以也创作过如《红孩子》系列等与孩子有关的作品。我特别羡慕那些事业与家庭兼顾的女性，就像安妮。看到这些年她自如地将孩子、家庭与事业都平衡得很好，还能照顾到她的朋友们，深深感受到安妮的智慧与善良。安妮经常把我和墨西哥女艺术家弗里达·卡罗相比较，作为一个女性艺术家，对女性角色的敏感使我愿意从女性的视角来读她的这本新书。能看出为了女同胞有正确美好的育儿经验，安妮将她的知识与观点毫无保留地分享给了读者，那些要做或者已经做妈妈的女性可从中受益。安妮的生活观念与生活态度我非常赞同并欣赏。

——跨界艺术家　王小慧

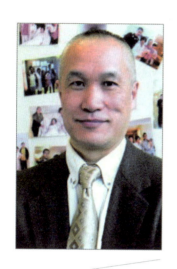

　　自从知道宝宝怀孕那天,父母对自己的宝宝就有很美好的期盼,对未出生的宝宝充满了亲切的爱。对于生孩子,家长们有许多问题"选择哪一家医院？""找哪位专家？""中国人是如何做生孩子这件事情的？""外国人是如何做爸爸、妈妈的？"确实,有许多事情需要学习。从北京到加州,王蕤 Annie 与先生养育了三个儿女,她为你们总结了做三个孩子母亲的经验;从中国到美国,她为你们解析从怀孕、生育到教育儿女的中西方的不同之处,给大家带来一本高质量的生儿育女说明书,一本客观的中美不同生育习俗的比较书。这中间有许多困惑,有许多探索。可以说,王蕤 Annie 完成了一个做妈妈、妻子及职业女性的完美结合。

——美华妇产医院医生　陈磊博士

目 录

序　言 ○ 回忆初为人母　　　　　　　　　　002

──── 产前篇 ────────────────────　001

第一章 ○ 在中美体验产检的不同　　　　　003

　　深圳一家医院的遭遇　　　　　　　　004
　　加州，我来了　　　　　　　　　　　005
　　什么是拉玛泽与导乐?　　　　　　　006
　　产前要参观医院，必须的!　　　　　008

第二章 ○ **怀孕会使女人变笨吗?**   011

    喜欢八卦的孕妇   012
    孕妇为什么健忘?   013
    梦无止境的世界   014

第三章 ○ **孕期的茶、咖啡和红酒**   017

    像军人一样自律地怀老大   018
    欧洲人爱红酒   019
    生三个孩子，三种态度   020

第四章 ○ **孕妇吃东西可以任性吗?**   021

    被宝宝左右的胃口和饮食习惯   022
    怀孕能吃大闸蟹吗?   023
    克制自己的"嘴瘾"   024
    美国人重视营养超过味觉   025
    孕妇可以吃味精、鸡精吗?   026

第五章 ○ **害喜与孩子的营养如何两全?**   027

    孕期八周时缺氧   028

害喜可到五个月？	029
美国营养师的推荐	029
燕窝，补品必备吗？	031
如何防止晨吐？当地水果给你答案	032

第六章 ○ 关于B超的几个疑问　　035

第一次B超什么时候做？	036
看到的宝宝啥样？	037
胎儿是什么性别？	037
B超有没有辐射？	038

第七章 ○ 婴儿车嫉妒症　　041

婴儿车里的"劳斯莱斯"	042
大众品牌就够用	043
什么是好的婴儿车？	043
方便小巧最实用	044

第八章 ○ 神秘的荷尔蒙　　053

性格变了？	054

审美变了？ 055
筑巢的本能 056

第九章 ○ 孕妇要会喝水　　　059

孕期喝烧开的水好吗？ 060
什么样的矿泉水适合孕妇？ 062
来自深海的矿泉水 062

第十章 ○ 胎儿大脑发育与亚麻籽油　　　065

食用油哪种好？ 066
胡麻油就是亚麻籽油吗？ 067
亚麻籽油是聪明油、月子油 069
亚麻籽油怎么吃？ 070

第十一章 ○ 孕期和产后何时可以"啪啪啪"？　　　071

中国人比美国人更小心 072
孕期的性分阶段 073
关于最后两星期的说法 073
产后的"尼姑"状态 074

生产篇　　　　　　　　　　　　　077

第十二章 ○ 生孩子到底有多疼？　　077

　　疼痛因人而异　　080
　　宫缩为什么疼？　　081
　　怎么缓解生产前后的各种疼痛？　　084

第十三章 ○ 侧切还是自然撕裂？　　077

　　中美的观点不同　　086
　　如何预防撕裂？　　087
　　古代"缩阴气功"与"凯格尔运动"的
　　　异曲同工之处　　088

第十四章 ○ 生孩子要不要让男人看？　　089

　　女友们和我妈妈的意见相左　　090
　　性洁癖　　092
　　生殖器是美的　　092
　　我的主张　　093

第十五章 ○ 美国 19 小时生产记录　　095

啥时去医院？　　096
无痛分娩的帮助　　097
医生手动，给孩子转边　　098
最后四十五分钟　　098
仪式——丈夫剪脐带　　099
宝宝出生后与母亲寸步不离　　100
美国生完孩子使用冰袋？还送冰激凌？　　109

第十六章 ○ 公立大医院好还是外资医院好？　　111

认识熟人就行？　　112
北京、上海的合资医院有哪些？　　114
遇到中西合璧的医生　　116
在国内真的比在美国生产还好？　　117
省钱的建议　　118

第十七章 ○ 为什么要母乳喂养？　　121

母乳 VS 奶粉喂养　　122
多吸吮　　123

亚洲女性奶来得慢	123
母乳喂养宝宝不需要喝水	124
吸奶器，职业女性的必备品	124
喂母乳幸福而艰辛	125
哺乳期间如何运动	126
要身材还是要母乳？	126

产后篇 129

第十八章 ○ 新父母的焦虑——如何将一个人类养大？ 131

既来之，则安之	132
小宝贝的下马威	133
神经紧张、精神过敏	134
疯狂购物	135
剪指甲很惊心动魄	136

第十九章 ○ 坐月子坐出乐趣 139

坐月子？做月子？	140
要不要坐月子？	150

坐月子不得不提的几件事	151
我三次坐月子的经历	152
洗澡与神秘的"脚后跟"	153

第二十章 孩子睡平头还是睡圆头？　　155

审美差异	156
美国治疗平头症	157
曾经的西方颅相学	158

第二十一章 孩子多爬晚走的必要性　　159

孩子越早学会走路越好吗？	160
爬行为什么重要？	161
养孩子时的家庭卫生	162
跳过爬行阶段会怎样？	163
多爬晚走，按照宝宝的时间表来	164

第二十二章 带孩子，到底听谁的？　　173

天下的热心人都来了	174
家庭秩序	175

生活方式的代沟	176
在妥协中坚持	177

第二十三章 ○ 不一定都听西方的　　179

什么是所谓的西方观点？	180
中国满月酒 VS 美国 "Baby Shower"	181
孩子要单独睡吗？	182
孩子哭了抱不抱？	183
美国成年人的童年创伤	186
美国心理学家谈 "依赖感"	188
冷漠，比愤怒更负面	189

第二十四章 ○ 找帮手与家族的传承　　193

举全村之力	194
事业和孩子可以并存！	195
家族中的三代女性	197
家族传承	202

第二十五章 ○ 学会感恩父母　　213

条件不同	214

上辈人的体格更好　　　　　　　　　　215
母亲的创造力　　　　　　　　　　　　216

第二十六章 ○ **孩子的性格建设与父亲的参与**　　219

父亲养育孩子的优势　　　　　　　　　220
阿布扎比的来信——一位爱女儿的父亲　222
性格与父亲角色缺失　　　　　　　　　224

第二十七章 ○ **陪伴的重要性**　　　　　　　237

晚育的好处　　　　　　　　　　　　　238
最慷慨的父母给孩子的是时间　　　　　239
时光不会倒流，人生需要取舍　　　　　240

第二十八章 ○ **母婴必需品有哪些?**　　　　243

消毒锅　　　　　　　　　　　　　　　244
纸尿裤　　　　　　　　　　　　　　　244
婴儿湿纸巾　　　　　　　　　　　　　245
婴儿护臀霜　　　　　　　　　　　　　245
婴儿纱布　　　　　　　　　　　　　　245

奶瓶 246

防尿垫 246

哺乳垫 247

婴儿指甲刀 247

羊毛脂乳头保护霜 247

防溢乳垫 247

妈妈可以吸的奶瓶 248

保温杯 248

最大号的卫生巾 248

一次性产妇垫 248

妈咪包 249

爬行垫 249

吸鼻器 249

后　记 ○ **从少女到少妇——女人角色的蜕变** 251

意外怀孕 252

你肚子里有颗小心脏 261

干得好 VS 嫁得好 262

自恋与活出自我是两回事 264

那些尴尬而难以启齿的事情 265

我对自己的不满 266

母亲不要过早放弃自己　　　　　　　　　267

学做母亲　　　　　　　　　　　　　　268

附　录 ○ 200 道是非题——怀孕中的种种传说，给你最快的答案！　　271

序言
回忆初为人母

写这本关于女人怀孕与生产的书，是在第一个儿子十岁时。他是唯一一个我在美国生的孩子。之后带着他，我们全家就海归了，一晃十年。这之间我做了三个孩子的母亲，有男孩，有女孩。一直信仰自然分娩的我，在第三个孩子出生时，主动选择了剖宫产。因此对两种生养方式都有了很深的感受。但是，我还是把序留给十年前我写的一段文字。为什么呢？今天的我，更加放松，更加有经验。但是很多母亲一定像那时的我一样无助，在母爱、工作与家庭中寻找平衡点，在道听途说与书本知识中取舍，在实践中学习如何当母亲。

中国的教育是非常精英的教育。大家长大都是要做大事的，要成个家、立个业。女孩们其实并没有掌握太多如何当母亲的知识。很多人可能会问，那不就是家庭妇女吗？这还用学吗？可是一个新生命的诞生，他对你的依赖会超过世界上的任何人，这种角色的变化和自身身体的冲击，让我们重新审视：原来扮演好母亲这个角色太重要了。做母亲需要爱，学识，勇气，判断力，忍受力，毅力，耐心和远见。

2006年，我生完第一个孩子，同时受雇于上海一家时尚杂志做主编时，我坐在飞机上写下以下文字。

此刻我坐在从香港到纽约的飞机上了。奶还有些胀，左手用吸奶器吸奶，右手在写字，肩膀顶着毛毯，用来挡住人们的视线，也好给自己留一些隐私。很幸运，虽没有坐成 Business Class，但我是人满为患的 Coach Class 中唯一拥有两个座位的乘客。

准备点些红酒，好久没有喝酒了。因为哺乳，我的生活没有茶、咖啡和酒精，是斯巴达式的清淡。替而代之的是没有咖啡因的 Herbal tea、牛奶、维生素、排骨汤、木瓜汤、无公害蔬菜和高蛋白食物。没有派对，没有晚上10点出门的日子（10点我正在床上给孩子喂奶）。每晚起夜两三次，从此眼睛就红红的了。

飞机上不让带液体，水都已经 checked in 了。喂母乳的人经常口渴，我一遍遍地向空姐要水喝。

有了孩子后，出门旅行行李会比以前更沉，除了从前要带的手提电脑、手机、商务通、翻译机，现在又多了吸奶器、奶垫、宝宝的尿片、给宝宝抹屁股的凡士林、护臀膏、湿纸巾、抹乳头用的 Lansinoh 和化妆包。我想，可能这就是既当妈妈又做时尚杂志主编的生活了。

从孩子出生到现在，这是第一次离开他。昨晚抱着他，我贴着他嫩嫩的小粉脸，默默地流泪。一个月前，我已经在为这次七天的出行做准备了。一边喂奶，一边用吸奶器吸奶，然后用从美国买回来的奶袋装起来。一共吸了60袋奶，冻在冰箱里，一天喂8袋，每三个小时一袋，七天刚好够。这段时间以来，我最好的朋友就是吸奶器。200美元的投资，太值得了。

先生从深圳一直送我到香港机场。穿着Kenzo的大衣，推着Samsonite的箱子，举着Pacific Coffee，我穿梭在Gucci、Burberry、LV店里。这些品牌都是我的杂志客户，所以逛店也是职业性的。但实际上，每隔一段时间我就要到卫生间里像个母牛一样挤奶。香港机场很人性化，设有专门给孩子喂奶和换尿布的地方。但半透明的玻璃挡板，不觉还是让人有些尴尬，于是我又钻进厕所里吸奶。出来时，谁也看不出我刚才手忙脚乱慌张的样子。

作为20世纪70年代出生的我，周围一大堆单身和丁克。也许受女作家的影响很深，我们这一代女性都喜欢流浪、漂泊、万水千山走遍。三毛、萧红、张爱玲都是孤独的人生，却为我们献上了绚烂的文字。我们受教育的时代，保守平淡地过日子无异于不求上进，浑浑噩噩。而我本身是一个文学性、哲学性很强的人，是个激进而极端的文学青年，感情如琴弦一样敏感。我曾幻想自己的婚姻会很曲折，甚至会离很多次婚。但在大学宿舍里的几个好朋友中，有晚婚的，有离婚的，有不婚的，而我却成了第一个做妈妈的。

很长一段时间，在我和丈夫看来，那些婆婆妈妈生孩子过日子的人，是多么无聊而没有新意。一直以来，我们最烦的事情莫过于到有了孩子的朋友家做客。孩子的父母总会把孩子的照片拿给你看，然后让孩子在你们面前表演弹钢琴、芭蕾舞，更有甚者，拉我们去他们孩子的学校里听孩子的钢琴表演……我们被迫做观众，假装有兴趣地鼓掌。事实上，对于他们孩子的天赋，Who cares！！！况且，小的时候，我最难堪的事儿就是母亲把我的奖状到处传看。因为这样会加重同学的敌意。

在美国，很多华裔的小孩儿出生以后，不再说中文，基本上一律说英文，特别骄傲自己的美国人身份，对父母和父母的中国朋友们有种瞧不起的感觉。含辛茹苦养了一帮不认同中国文化的孩子，我没有看到这些华人父母有多么幸福。他们有的是代沟、文化沟。而孩子们独立到一种跟父母非常淡漠的程度。养孩子？我和丈夫一致认为，还不如多养几所房子！

一直以来，我还有一种恐惧，对生产的恐惧。美国有个著名的女作家叫谭恩美（Amy Tan），她没有生孩子。她说因为怕疼。而我也是一个对疼痛很敏感的人，手指碰一下都会觉得很疼，一见血就头晕。总认为自己过不了"疼"这一关，更怕生孩子时难产。其实我后来才知道，这是我们这代人对科学知识的贫乏和看了太多电视剧的原因。我们除了道听途说来的经验，几乎没有机会正确了解生产。而我们来自这方面的信息和教育完全是恐怖式的，正是由于这种非理性的恐惧心理，造成了许多妇女产生了"不敢生，不愿生"的心理。我自己生孩子的经历告诉我，我们曾经是那么的愚昧。

2004年，我为美国《财富》杂志做采访时，接触到许多中国商界最优秀的女性——宝钢的谢企华、"化妆品皇后"靳羽西、特别有个性的洪晃、《财经》杂志的主编胡舒立等。我吃惊地发现，这些成功的女性不是单身就是结了婚之后没有孩子，她们为事业付出了很高代价。而演艺界的巩俐和刘晓庆也为了事业，都选择不要孩子。美国明星中，很多在参加各种活动和颁奖礼时都挺着大肚子或带着一堆孩子去。而最让我吃惊的是美国著名商业女作家丹尼尔·斯蒂尔竟有九个孩子。她写了六百多部作品，其中二十多部被拍成了电影。

后来，我到上海做另外一个时尚杂志的总编辑。从上海、纽约到巴黎，我生活在一个浮华的世界里，香奈儿时装秀、路易威登旗舰店开张、兰蔻发布会……我认识了各色的人。高薪、华丽的工作让我发现，虚荣、奔忙、时尚、奢华与快乐本身没有关系。快乐跟有自己最爱的人有关，跟家庭有关，跟智慧的求索与自我的笃定有关。

慢慢地，我的思想开始变化。2005年冬天，我和先生分别辞了工作度假，每天睡到自然醒，然后就去打高尔夫球。后来就寻思着出国旅行。掰着指头数北美洲、南美洲、亚洲、欧洲，还有哪里没去过？最后我们选择了大洋洲的澳大利亚。

在悉尼，沐浴着南半球的阳光，吃着澳洲龙虾，喝着粉红色的香槟酒，我们都有种醉意。在香格里拉大酒店，窗外是悉尼歌剧院和悉尼大桥，小尚尚就在这孕育了。一个酒后的 accident。

然后尚尚在妈妈肚子里的头三个月是在深圳的湾畔度过的。在哪里生产，我考虑了很久，最后听从了我父母的意见，选择了美国。怀孕第四个月，我飞到了加州。我有两个心愿：一是不要剖官产，要顺产。二是要给孩子喂母乳。很幸运，我都做到了。生产的时候，我选择了无痛分娩。母亲、父亲、丈夫都在旁边为我加油。坐月子的时候，我选择了台湾的"广和月子餐"。孩子在我们买的第一所房子里度过了他的头一个月然后回国。这个经验是非常完满的。

我在深圳碰到很多母亲，惊奇地发现有的产妇才25岁也选择剖官产，有些是因为怕疼，有些是怕阴道变松弛老公不喜欢。至于不喂母乳，有些说是自己母乳不够多，有些说自己母乳太淡，有些说是害怕乳房下垂，还有些则是因为上班，没能坚持母乳。我发现，这里其实有很多误区。顺产和母乳其实对孩子和产妇来说都是很好的。并不是你 lose 他 win，而是母子双赢。母乳不够有时也和喂养方法不对有关。至于女人的阴道与乳房，不仅是女性的性特征和男人的梦想之地，更是用于造福孩子的。

什么是女人的美和魅力？记得我在美国上产前指导课时，来了很多国家不同肤色的夫妇，包括伊斯兰教的家庭。大家讨论妻子怀孕，丈夫为什么高兴。男人们的答案，不是妻子给他传宗接代、不是自己要做爸爸了，他们最高兴的是——他们的女人有了母性的光辉，因此更美了。

生产完，女人变成了另外一个人。内分泌变化、内脏的重新放置，吃的东西和生活方式使你从身体上就开始变了。这种激进的变化让我想提起笔来与大家分享。每一个人，每一种文化对生产，对养育孩子都有自己的观点。这也是我想把自己在中美文化间体会到的观点说出来的原因。

最后，我必须要说一句老掉牙的话："当妈妈是世界上最幸福的事情。"以前所有的幸福和当妈妈比起来都不叫幸福，以前所有的世面和生孩子比起来都不叫世面。以前我把世界上的人分为两种：体验过爱与激情的和从来都未体验过的。只有自己身为人母之后，才会发现世界上的人还可以这样分：一种是有了孩子的人，另一种是没有孩子的人。这两种人说的是两种空间的语言。

产前篇

Annie Wang 美式生孩子，中式坐月子 中美育儿体验记

第一章

在中美体验产检的不同

我的三个孩子,老大是在美国生的,老二和老三是在上海生的。前两个都是顺产,老三是剖宫产。美国生、中国生、顺产、剖宫产,全部经历一遍。

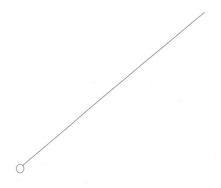

深圳一家医院的遭遇

第一次怀孕时,我人在深圳,去了福田的一家医院做产检。医生的第一句话竟是:"留了还是刮了?"这个刮字显得那么刺耳。我说当然要留着了。后来我才知道,在这家医院,妇科一般是做人工流产的,而产科是要留下孩子的。但至于为什么产科的医生问我是留还是刮,就不得而知了。但是记得很清楚的是,当年妇科排队特别长。那个年代,不管什么原因,不要孩子的女人明显多一些。产科不需要排队,在公立医院,不排队已经算是中了头彩一般,至于医生如何对你说话,就不能奢求了。

医生先安排我做 B 超。回来后,没抬头看我一眼,就给我盖了一个章。我看到这个三角章上写的是"高危病人"。怎么回事?原来医生说孩子有可能脐带绕颈，还说 33 岁的我是高龄产妇。

这时，我试图跟医生说我身体不舒服，有头晕和背疼的症状。医生没有提示说这些症状是怀孕之后的正常现象，而是有些不耐烦地说："你背疼跟我没关系，你该去看骨科。你头晕，就住院输液啊。"三言两语噎回来，一脸嫌烦的样子。走时还说："住院要先交 3000 块钱！"

授予了"高危病人"的头衔，我整个人立刻紧张了起来。又是第一次怀孕，我思绪纷飞，最后远在美国的父母说："你来美国生孩子吧。"

加州，我来了

虽然我在美国硅谷给自己建了一个家，但是一直心系祖国的我于 2001 年就搬到了香港。后来定居在深圳，成了不折不扣的早期海归。但这次为了孩子，我飞回了加州。

到了诊所，医生、护士等所有人知道我怀孕后，第一句话就是 Congratulations！ Annie！（恭喜你，安妮！）每个人的脸上都洋溢着微笑。随喜是美国人很好的品德，这种氛围让我的心情也顿时放松了。

美国医生见到我后，笑眯眯的，还夸赞我的孕妇装很时尚。她给了我一张单子，询问是否有单子上所写的症状，比如头晕、背痛、腰痛等。我说很多都有啊。她说这是荷尔蒙、黄体酮的分泌带来这些症状正常。医生非常关心如何防止晨吐，并告诉我根据自身的身体特质，每一个孕妇都能找到一两样防止晨吐的东西。

因为是第一次怀孕，我很小心翼翼，把在中国产检的资料都带来了。我跟美国医生说："中国医院说我是高龄产妇，是高危病人，肚子里的孩子还脐带绕颈了，这可怎么办啊？"她说："这不用担心。我们不做任何处理，孩子现在所处的是液体环境，体位随时可能发生改变。脐带绕颈是一件非常正常的事情，属于怀孕中会遇到的常见情况。等到快出生的时候再进行调整。"医生还说我的身体状况很健康，孩子也很健康，不存在危险。

护士还跟我开玩笑："你这岁数生孩子的多着哪。需要做的就是补铁，吃点儿铁剂，当然不是金属铁片。"他们还笑着告诉我，四十几岁生第一胎的也是正常的，这都取决于自身体质。

什么是拉玛泽与导乐？

孕妇的情绪敏感多变，容易哭，或者容易紧张。医生的态度不好，也会影响到孕妇的心情。在美国，人们非常注重孕妇的心理与周围的人文环境。医院有很多为孕妇准备的课程，比如孕妇瑜伽、孕期夫妻关系等。不少都是免费的。

我上的课程英文叫作 Lamaze，中文也就是"拉玛泽"，我觉得翻译成"辣妈子"会更有趣一些。拉玛泽是一个以法国医生的姓名命名的分娩呼吸法。这位医生在 20 世纪 40 年代通过观察苏联人对生产时孕妇呼吸的强调，而提出了这种被称为"心理预防式"的分娩呼吸法。这种分娩方法，从怀孕 7 个月开始一直到分娩，通过对神经控制、生产姿势及呼吸技巧的训练过程，让产妇在分娩时将注意力集中在对自己的呼吸控制上，从而转移疼痛，适度放松肌肉，加快产程。这些课程都是助产师，中国叫导乐（Doula）在教授。导乐是古希腊语，源自于亚里士多德那个时代，原意是指"女人的仆人"。现在，导乐是一种有执照的职业，专门为孕妇和孕妇的家人提供各种精神上的、情感上的以及实用上的帮助。

导乐会教你生产时该怎么呼吸，夫妻两人怎么协作帮助产妇减轻疼痛，怎么做生产准备，怎么面对恐惧等。

除了拉玛泽课程，我对孕期瑜伽课也很有感触。在美国医院和部分中国医院都有为孕妇提供这样的课程。我三次怀孕，每次都参加了瑜伽课，主要是为了帮助身体舒展，为顺产做准备。记得那时候，课上的人数总是越上越少，那些不再出现在课堂上的孕妇一定就是去生产了。我们都会遇到自己生产的那一天，大家互相鼓励，也在练习过程中结下了友谊的种子。

产前要参观医院，必须的！

美国的医院会在你还未生产之前，邀请你先参观医院，从产房到病房，并且有义工带领，热情地为你讲解。每间房间也会因宝宝的性别不同而布置成不同的样式，生女儿的产妇通常住在粉色的房间里，生男孩的产妇则住在蓝色的房间里。

我生老大的医院是坐落在美国硅谷东湾费利蒙市的华盛顿医院。这家医院在当你急诊没有办法停车或不方便停车时，会指引你从哪个入口进，你可以把车钥匙给专门的人让他们帮你停车。因为有些产妇快生了，丈夫还在上班，她来不及叫人就自己直接开车去了医院。于是医院就为这些产妇想出了这么周到的服务。

美国有些医院可以在水中分娩，苏联很早之前就有了。"水中分娩"顾名思义就是在水里生孩子。水中分娩由于是在温水中，因此便于放松，可以减少疼痛，但是对比"无痛分娩"来说还是会疼。在不打麻醉的情况下，水中分娩给了产妇多一种自然分娩方式的选择。

我在美国和中国做产检及生孩子的经历让我十分感慨，体会到了人文关怀和温馨环境对孕妇的重要性。毕竟，我们不是机器，也不是低等动物，人类应该为自己的繁衍提供更多善意与温柔，而不是粗暴与嫌弃。毕竟，大家随口所说的"有喜了"的"喜"是喜乐之意。

第二章

怀孕会使女人变笨吗？

我喜欢日本新世纪音乐家喜多郎的一首叫作《梦》的乐曲。在怀孕期间，虽然记忆力下降了，可是夜间梦中的生活却变得丰富起来，好像是另外一个神秘而诱惑的世界在我的生命里打开了。

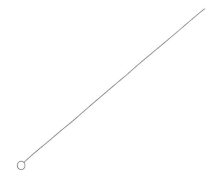

喜欢八卦的孕妇

很多女人发现怀孕的时候,自己会变得八卦起来。我也是,这跟原来的我一点也不一样。别人打电话和我说她的故事,我会热心地帮她出主意。我变得特别关心别人的事儿,即使是别人很小的事情,我也会变得很在意,会主动打电话去询问结果。那时候虽然没有咖啡因的刺激,却经常上网看八卦新闻到很晚才睡觉,不知为什么,整个人跟打了鸡血一样。

孕妇变得八卦是个现象。很多孕妇在怀孕时,喜欢一边吃零食,一边看娱乐新闻。八卦其实就是好奇心强,小孩子的好奇心就很强。心理学家称,怀孕期间准妈妈的大脑会变成一个"婴儿脑",大脑的变化旨在帮助妈妈准备与宝宝建立联系。孕妇大脑中与情感相关的区域活动能力会增加,大脑处理面部情绪的方式也会发生改变，以确保在婴儿出生时母亲已经做好与其建立联系的神经准备。

孕妇更常使用右边的大脑，特别是在处理积极情绪时。我们都知道右脑与情感相关，而左脑是与逻辑相关的。所以女性在怀孕期间似乎变得格外敏感和感性，它能帮助训练一位母亲的直觉，所以它们对婴儿的需求更为敏感。八卦就八卦吧，也不是一件坏事儿。

孕妇为什么健忘？

很多朋友在怀孕期间，都说自己的记忆力下降了，突然变得爱忘事情了。我怀孕时，经常是说着什么话，就忘了下面要说什么；刚刚放好一件东西，却怎么也想不起放在哪儿了；去了什么地方，却忘了去那里干什么；去超市买东西，会忘了自己到底要买什么；电话号码打了一半就不知道下面的号码是什么了……这是一个非常有趣的现象。

健忘这件事在你怀孕的最后三个月里会越来越严重，甚至可以说，健忘主要发生在这三个月里。此时准妈妈会为眼前这个越来越大的肚子而分神，为胎儿健康而担心。体内荷尔蒙的变化会让你觉得无精打采、有气无力。更重要的是，晚上会因为睡眠不足，怎么都不舒服。好不容易睡舒服了，却要一趟趟跑厕所。虽然对很多事情健忘，但是对小孩子的事情却记得门清。原来，大脑是要你腾出地方，专门为孩子记事。

在美国还流行一种说法，怀女孩会比怀男孩的孕妇更健忘。

梦无止境的世界

我喜欢日本新世纪音乐家喜多郎的一首叫作《梦》的乐曲。在怀孕期间，虽然记忆力下降了，可是夜间梦中的生活却变得丰富起来，好像是另外一个神秘而诱惑的世界在我的生命里打开了。

夜间我经常做梦，做很多奇怪的梦。而且有意思的是，虽然我以前也经常做梦，但是醒来后，对自己做过的梦就记不清了。而在怀孕期间，情况就完全不同了，醒来以后对梦的细节和场景都记得特别清楚。是的，这个梦无止境的世界是如此的栩栩如生。

后来在美国的孕妇论坛上发现，和我有相似经历的人很多。原来在怀孕期间，孕妇因为不舒服或经常上洗手间，当然也因为荷尔蒙的分泌，造成了孕妇容易进入浅睡眠，所以也就容易记住自己的梦。怀孕期间梦中的活跃让夜间也不再沉睡，这也是为产后做准备的，因为产后母亲经常要起夜照顾宝宝。

当然，还有一个可能，就是孕妇容易缺钙和贫血，这两种原因也会影响睡眠。

怀孕期间，我梦中的内容基本都是围绕我的童年和少年时代，包括现在已经多年不来往的朋友，可能是幼儿园同学，可能是小学同学，我们长大以后已经很少联系了，可是他们都一一出现在我的梦里。梦里我们又相见了，当时我们坐过的课桌，教过我们的老师，都一一在我梦里过了一遍，好像让我又重新回到了童年，又重新过了一遍少年时代的生活，我觉得上天好像让我的人生又重新开始了一次。

怪不得DNA是双螺旋结构呢。我们的生命是螺旋般地生长，怀孕可以把我带回童年。当然，那不再是真正的童年，而是我梦中无时无刻不在怀念的童年。生命是如此的神奇，肚子里的宝宝带来了某种神奇的力量，我呢，就像经历了一场轮回一般，内心重新又变回了小孩。也许老天让我与儿时的自己在梦中相遇，就是为了更好地了解即将出生的宝宝。那么我就更加明白所谓的"孕傻"了。孕妇八卦了、健忘了、情绪化了、变回小孩了，都是自然界的安排，为的是让我们和宝宝心心相连。

第三章

孕期的茶、咖啡和红酒

我没有严格跟着书本走,而是根据自己的感觉走,随意了一些,开了点小戒。其实这也不是没有道理的,孕妇身体和心情的舒适度对孩子的健康来说比古板的禁欲更重要。

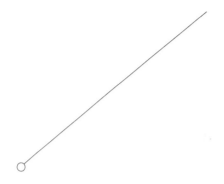

像军人一样自律地怀老大

怀老大的时候,因为没有经验,所以我是被书本训练出来的孕妇,对自己的要求特别严格。我不饮用任何带有咖啡因的茶和咖啡。只喝花草茶、水果茶,酒更是一滴都不沾。从怀孕到断奶,几乎两年的时间,我像军人应该履行职责一样自律。我第一次发现,自己原来这么有毅力,难怪大家说母亲的潜能是无限的。

当然这样严格是基于害怕酒精及咖啡因对婴儿的神经和大脑发育不利。酒精对胎儿不利大家应该都知道,孕妇酗酒可能会造成胎儿酒精综合征,这是 1973 年美国西雅图华盛顿大学的畸形学专家 Kenneth Lyons Jones 及 David W. Smith 博士提出来的。

咖啡对胎儿的影响，中国人相对关注得比较少。美国食品药物管理局（FDA）曾发表声明，建议已经怀孕或准备怀孕的女性减少咖啡因的摄取。另外，我们也不能忽视咖啡伴侣，它又称奶精，咖啡伴侣中的反式脂肪酸能通过胎盘以及母乳转化给胎儿，影响宝宝的生长发育。

欧洲人爱红酒

怀老二时，我当时正在上海做奢侈品杂志的主编，经常要参加一些红酒鉴赏的活动。那时，意大利、法国等地的名庄庄主经常会来。摩纳哥王子曾经邀请我在外滩三号的 Jean George 共进午餐，帮他介绍他的酒庄来中国。王子跟我说欧洲人用红酒催奶，喝红酒不会影响孩子的大脑。但是王子的这些话并没有让我信服，对于自己的宝宝，我可不敢怠慢。

直到后来在虹桥希尔顿的品酒会上，一位著名的法国品酒师郑重地告诉我，适当地饮用红酒对孕妇和胎儿没有不好的影响。因为与其他高浓度的酒精饮料不同，葡萄酒的酒精度一般只有 7.5% ~ 15%，而且葡萄酒中含有数百种对人体有益的物质，如各种维生素、微量元素、多酚物质等，是一种非常健康的饮品。所以怀老二时，我动了红酒杯，不过量很少，就是英文中所说的 social drinking（社交饮酒）。孩子生下来以后很健康。

生第一个孩子的时候是在美国，美国是个清教徒国家，因此医学界还是提倡孕妇禁酒的。所以第一次生产我算是走了美国路线，而生第二个孩子则受了很多在上海的欧洲人的影响。

生三个孩子，三种态度

怀老三时，我已经是一个有经验的妈妈了。咖啡和茶类我就索性顺其自然，没跟自己过意不去。美国有人出书表达了自己的理论"一天喝四杯以下的咖啡对孩子没有害处"，好在我一周也喝不了四杯咖啡。至于喝红酒，在美国又有理论说"一天一杯是安全的"，我两个星期差不多才会喝一杯。这一次怀孕，我没有严格跟着书本走，而是根据自己的感觉走，随意了一些，开了点小戒。其实这也不是没有道理的。孕妇身体和心情的舒适度对孩子的健康比古板的禁欲更重要。而老三生出来后我们发现，他是三个孩子里最容易带的，不知道是不是有什么联系呢？

在此，我想起了我的一个女朋友，她在怀孕后把孩子打掉了，原因是当时喝酒了，怕孩子会受影响。后来我问医生，医生说大可不必这样忧心忡忡。而我自己的亲身经历也说明了孩子并没有那么不堪一击。人类的生存能力与自我修正能力是十分强大的，即便它是像绿豆那么大的受精卵。

第四章

孕妇吃东西可以任性吗？

前面说过了孕妇可以喝适当的红酒、咖啡和茶。那孕妇是不是可以任性，想吃啥就吃啥？No，no，no.凡事都有度，这时候遵守中国老祖宗的中庸之道不会错，即适可而止。还有一点，腹中的胎儿会左右你的胃口和饮食习惯。

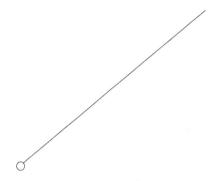

被宝宝左右的胃口和饮食习惯

怀第一个宝宝时,我一半时间在美国,一半时间在中国。

孕妇的口味十分奇怪,会突然间吃一些自己以前不吃的东西。比如平时不吃牛羊肉的我,有一段时间突然变得只爱吃西餐,迷上了牛排。刚怀孕时在深圳,那时候深圳的地道西餐店、牛排馆还很少,好不容易找到一个王子厨房,这里有法式铁板烧,不过却在离我家很远的罗湖,并且价格超贵。我想孩子在渴求牛排,是需要铁和蛋白质了。为了孩子,我放弃了以前自己特别爱吃的东西,比如常去的位于深圳东部海鲜一条街的海鲜。至于满街的川湘菜,也都和它们拜拜了。因为口味重、油重的菜我连闻都闻不了。

怀孕能吃大闸蟹吗?

怀老二时,我住在苏州金鸡湖,离阳澄湖开车只有十五分钟。到了大闸蟹肥美的季节,我就开车到阳澄湖吃。本来就和很多江浙人很像,大闸蟹是我的最爱,又在阳澄湖边儿上住着,更是近水楼台。秋天,吃螃蟹,喝黄酒,醉秋风,真是不亦快哉。现代著名画家吴茀之曾画有一幅《螃蟹图》,他在画的上方题了一首螃蟹诗,风趣得很,"九月团,十月尖。潇洒水国天,有酒非尔不为欢"。自称"臣是酒中仙"的李白,以三坛黄酒慢饮,用一对河蟹下酒,吃到美妙处,便吟诗赞美道:"蟹螯即金液,糟丘是蓬莱。且须饮美酒,乘月醉高台。"自古以来,文人墨客多有咏蟹的诗句、美文流传,读来更是口有余香。可是这次品尝一口回家后,嘴上却长了很多泡。既然身体如此反应,我就绝了念想。整个怀孕过程,就再没碰过一次大闸蟹。

后来中医告诉我大闸蟹是寒凉的东西,多食会引起腹泻,甚至会引发流产。而养女儿需要很足的气血,所以不适合吃大闸蟹。小小的女儿在我肚子里就把我的爱好给改了。身体先行,它的自然反应是在告诉我,做母亲得有责任感,不能任性。

克制自己的"嘴瘾"

其实周围很多女生的饮食习惯都不够健康，爱吃麻辣烫、撸烤串、啃鸭脖和鸡爪。到了夏天，麻辣小龙虾更是很多人的桌上菜。我和怀孕的女友一起出去吃饭，发现在口味上每个孕妇都不一样，有人爱吃咸，有人则无辣不欢，但有很多东西其实是不适合孕妇吃的。过足了嘴瘾，满足了口腹之欲，却把"病从口入"抛诸脑后了。

抛开卫生状况不谈。麻辣烫里面的水经过反复的熬煮导致亚硝酸盐含量不断升高，孕妇食用一定量会对胎儿产生致畸作用；烤串属于十大垃圾食品中的"烧烤"一类，里面含有高度致癌物质"苯并芘"。另外烤串如果没有烤熟，孕妇食用后有可能会感染上寄生虫，也会危害自己和胎儿的健康；而鸭脖上有很多淋巴结，淋巴结是病毒的聚集之地。并且注射过抗生素的鸭子，脖子上的淋巴结中还含有大量激素，吃了会对健康不利；鸡爪多为腌制食品，胆固醇含量较高，多食易导致妊娠期高胆固醇。不仅如此，鸡肉若被注入过激素，还会导致孕妇肥胖症，所以孕妇也要慎吃；麻辣小龙虾频频被曝出含有寄生虫的新闻也让人退避三舍。

美国人重视营养超过味觉

我曾经也是一个爱吃辣的人。到了美国之后，我发现这个国家不是一个美食大国，人们对美好味觉的追求没有中国这么历史久远。相对于食物的色、香、味来说，美国人吃东西则更注重营养。比如，蔬菜没有煮或炒，而是做成沙拉生吃。长期在美国，使我的生活中少了中餐的美味，味觉也开始退化。多年以后回到国内，我发现自己已经不能吃辣了，而是更注重饮食的营养和健康了。

但是反过来说，这对我怀孕很有好处。因为孕妇不宜吃辛辣刺激类的食物。每个人总要有一个理由来说服自己克制某种欲望。模特管住自己的嘴不乱吃东西，是因为要靠身材吃饭。孕妇管住自己的嘴是希望胎儿头脑聪明，发育健康。

我们在外面吃饭，饭店餐馆里的菜口味都偏重，里面大多放了很多辣椒、麻椒、花椒、八角等刺激性的香辛料。这些都属于热性调料，孕妇吃了容易上火，引起便秘，促使痔疮出血。另外，花椒中含有花椒麻素，有麻醉和兴奋作用，要非常小心。

孕妇饮食应以清淡的口味为主。盐、糖都要少吃，孕妇吃咸的食物过多容易引发妊娠期高血压综合征。而食糖过多的食物则容易引起妊娠期糖尿病。这些都是比较危险的。

孕妇可以吃味精、鸡精吗？

1908 年，东京大学教授池田菊苗博士研究发现了海草粉令食物味道浓郁的秘密——谷氨酸盐。他把这种化学物质提炼出来所形成的结晶体，就是谷氨酸钠，也就是我们俗称的味精。而鸡精是在味精的基础上加入化学调料调制成的，其主要成分就是味精。

味精吃多了就会对身体产生危害。在美国和澳洲就有以"中国餐馆症""中国餐馆哮喘症"来命名的病症，就是指在中国餐馆吃了含有味精的食物后会出现的身体麻痹，全身瘫软，心跳加速的症状，而哮喘病患者还会出现哮喘症恶化的现象。

如果孕妇吃了过量的味精，会妨碍胎儿的发育，严重时甚至还会引起婴儿身体缺陷。所以不仅在炒菜的时候需要注意，在使用酱油、懒人汤料时也需要小心，因为八成的酱油里含有谷氨酸钠，懒人汤料里面也有大量的味精和盐。如果下馆子，一定记住要跟服务员叮嘱："少盐、少油、免味精。"

总之，怀孕后，身体就不是你一个人的了。孕妇不能任性，不能贪吃，要有一个健康的生活习惯，才能对胎儿的健康负责。

第五章

害喜与孩子的营养如何两全？

在中国，人们大多讲究食补，而美国的营养师告诉我，单靠食补是不够的，因为孕妇需要吃很多很多的食物，才能达到吸收足够的维生素的作用。营养师夸张地说："如果靠食物补充营养，你得需要一个像大象胃那样大的胃。"

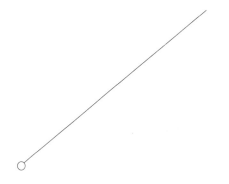

孕期八周时缺氧

　　有的女性生孩子不疼,怀孩子不难受,真是羡慕死这样的体质了。怀孕八周以后,肚子里的宝宝开始迅速成长,对母体的血液养分和氧气的需求增加。我开始觉得头晕缺氧,于是每隔几天,就要去社区医院吸氧,这能起到立竿见影的效果。其实头晕那是缺铁的征兆,缺铁性贫血是引起孕妇头晕的常见原因。在怀孕初期,这种病的发生率大约为10%,到了怀孕中期,发生率就可能高达38%,而到了怀孕晚期,发生率则会更高。主要是因为胎儿生长发育的需求导致孕妇对铁的需求增加,而普通食物已经难以及时补充足够的铁。我在美国生孩子的时候,医生强调让我吃铁片。世界卫生组织(WHO)也推荐孕妇从怀孕中期开始每天补充铁元素60mg～120mg。除此之外,低血压、低血糖、卧姿、紧张情绪等因素也是引起孕妇头晕的原因。

害喜可到五个月？

害喜会导致食量下降，造成血糖偏低，从而引起头晕。我不仅生孩子痛感强烈，怀孩子时也害喜害得很厉害。怀了三个孩子，每个害喜都持续了四个月至五个月的时间，几乎每天都要晨吐。头晕、恶心、呕吐是全天候伴随的。那个时候，最害怕的是闻到油腻的味道，一闻就喷射状地往外吐。孕期的反应或多或少跟家族遗传有一些关系。后来我问了我的妈妈，她怀我和姐姐们时，害喜也非常厉害。

有些女性怀孕时也害喜，但一般都在孕期的前三个月。医生说像我这样害喜时间持续这么长，而且反应这么强烈的并不多。现在回忆起来，老天爷让我有如此艰辛、如此刻骨的经历，就是为了让我把当母亲的感受写出来与大家分享。

美国营养师的推荐

没有食欲，并且一吃就吐，那么肚子里孩子的营养该怎么办？作为准妈妈的我开始担心起来。

美国的营养师得知了我的担忧,就和我谈话,告诉我该吃什么。在中国,人们大多讲究食补,而美国的营养师告诉我,单靠食补是不够的,因为孕妇需要吃很多很多的食物,才能达到吸收足够维生素的作用。营养师夸张地说:"如果靠食物补充营养,你得需要一个像大象胃那样大的胃。"

她推荐补充孕期维生素胶囊,并告诉我一定要饭后吃,不然会引起头晕呕吐。她让我多吃含有高纤维的食物,还给我列出一张单子,上面是各色图案,标示出可以补充铁的红色、紫色的蔬菜、水果和红肉,各种可以补充维生素C的橙黄色的水果、蔬菜等,让人一目了然。我完全按照营养师的安排,每天饭后吃铁片、孕期维生素,餐间喝橙汁、葡萄汁。美国营养师还建议我通过吃奶酪、喝牛奶来补钙,于是我就每天吃很多奶酪。为了防止自己吃腻,我经常换各种口味,如瑞士奶酪、美国奶酪、蓝纹奶酪、帕尔玛奶酪、卡门贝尔奶酪等。后来老大出生后,我发现他和一般的中国小朋友不一样,天生也爱吃奶酪。中国人补钙通常讲究吃钙片,而美国则不强调吃钙片,而是在牛奶中添加了维生素D,给孩子研发的配方奶中不少也都增加了维生素AD。现在国内也慢慢实行了这种配方。

燕窝，补品必备吗？

香港、深圳一带的人们都讲究在怀孕时食补燕窝。燕窝有"稀世名药"的美称，主要产自菲律宾至缅甸沿海一带的荒岛山洞里，是金丝燕用唾液和羽毛筑成的巢。市场上销售的燕窝大多都是经过深加工才能食用的燕窝，有血燕、白燕等品种，分为极品燕窝、特级燕窝、一级燕窝等品级。但是由于这年头假燕窝很多，而且等级价格差别很大。所以购买时还是要精挑细选才行。在怀孕时，我也迷恋上了燕窝这些补品。都说吃燕窝会使肚子里的宝宝皮肤好，我个人感觉效果确实还不错。

至于燕窝具体有什么功效，很难判断，但孕妇吃燕窝算是南方的一种习俗吧，我是入乡随俗。同时我看到中国医学科学卫生研究所编著的《食物成分表》和香港中文大学生物化学系关培生、汪润祥两位教授合著的《燕窝考》中说："燕窝含蛋白质 49.9%，有大量的生物活性蛋白分子，还有向量脂肪和磷、硫、钙、钾等成分，对人体有滋阴复壮的功效。"清代赵学敏的《本草纲目拾遗》里也记载："燕窝大养肺阴，化痰止嗽，补而能清，为调理虚损劳疾之圣药。一切病之由于肺虚不能清肃下行者，用此者可治之。"可见孕期吃燕窝还是有一定道理的。

当然燕窝有级别之分。老大和老三是男孩，我买了血燕和特级燕窝。

而老二是女孩，所以当时我买了香港最顶级的燕窝。现在看来，她是三个宝宝中最粉嫩，皮肤最白的。不知是顶级燕窝起的作用，还是因为她是女孩的原因。

如何防止晨吐？当地水果给你答案

害喜是孕期中很痛苦的一件事。有没有止吐的办法呢？有人说没有办法，吐得一塌糊涂其实对孩子有好处。美国网站 today.com 上说，"研究显示害喜的孕妇不容易小产，孩子不容易有残疾，甚至智商会高"。多伦多儿童医院的研究者们在儿科杂志上发表研究报告说，"受孕吐之苦的母亲所生孩子的智商高于那些没有受孕吐之苦的母亲所生的孩子。他们在语言流畅和简单数学测试方面，也做得更好"。该项研究的领导者吉迪恩·科伦博士说："正是胎盘分泌的荷尔蒙引起了呕吐；但是从另一方面来看，这些荷尔蒙会给婴儿提供更好的生长条件。"虽然很难判断这些说法的权威性，但是这些言论让我们这些害喜害得天昏地暗的孕妇感到一些安慰，原来恶心呕吐是我们所受的苦，却是孩子的福。这也算是一种心理暗示吧。

另一种说法是，科学用餐可以减少恶心呕吐。我发现根据各人身体特质的不同，每个孕妇几乎都能找到一两样防止孕吐的食品。怀老大的时候，在深圳这个亚热带城市，我找到了当地的杧果。杧果甘甜，汁液丰富。很奇妙，杧果外观有点像肾脏，是不是可以理解为杧果为孕妇滋补肾气呢？因为它刚好属热性。好在深圳土地肥沃、光照充足，盛产杧果，我可以就地取材。

怀老二时，我人在苏州。我找到了当地西山的枇杷。西山所属的洞庭山是全国三大枇杷产地之一，早在明代的《学圃杂疏》中就有洞庭山枇杷为天下之最的评述。"榉柳枝枝弱，枇杷树树香。"枇杷吃起来酸甜清凉，不由得让人"东园载酒西园醉，摘尽枇杷一树金"。再一次，当地的时令水果帮助我减少了恶心与晨吐。

怀老三时，我比较多是在苏州和北京两地出差。这时，我爱上了北方的鲜枣和瓜子。宋代孟元老在《东京梦华录东京梦华录·立秋》中写道："京师枣有数品：灵枣、牙枣、青州枣、亳州枣。"北京枣树的种植历史悠久，是旧时京城里独特的风貌，据老人们讲，旧北京的四合院里最常见的两种树，其中一种是枣树，另一种是柿树。1949年前后，长安街以北的东城和西城，几乎每个院落都种有枣树。记得小时候，学鲁迅的文章，《秋夜》开篇就是"在我的后园，可以看见墙外有两株树，一株是枣树，还有一株也是枣树。"讲述的就是地道的北方生活。不知对枣子的依赖是不是冥冥之中暗示了孩子出生没几个月后，就要回到北京生活呢？

有意思的是，三次怀孕，一次次往北，每次选取的止吐水果都不一样，都是因地取材，但减轻恶心呕吐的效果却是相同的。

另外为了防止孕吐，我总结出吃饭时需要注意的三点：

1. 少食多餐，不要让自己的胃空着，空腹最容易引起恶心。

2. 不吃葱姜蒜。葱姜蒜有着强烈的刺鼻性气味，容易引发孕吐。

3. 饮食清淡。多吃富含蛋白质的清淡食物，避免吃高脂肪的油腻油炸食品，减轻消化系统的负担。

当然，这些只能起到缓解作用。体质不同以及荷尔蒙的分泌是造成害喜的最大原因。

第六章

关于 B 超的几个疑问

在美国,一般要到怀孕四个月至五个月之间做第一次 B 超。而在中国,第一次 B 超一般是在怀孕 12 周的时候,有些医院甚至更早。

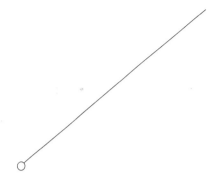

第一次 B 超什么时候做？

首先，中美并不一样。在中国，刚怀孕医生就会要你做 B 超检查，建立档案。医生的理由是，不做 B 超，怎能确认胚胎是否健康？而美国医生则认为，太早做 B 超其实没有必要，除非有出血、疼痛或血液检查等不正常的情况发生，或是孕妇患有糖尿病、子宫肌瘤等问题，才需要做 B 超。在美国，一般要到怀孕四个月至五个月之间，才会做第一次 B 超，具体地说，是在怀孕 20 周的时候，而在中国，第一次 B 超一般是在怀孕 12 周的时候，有些医院甚至更早。除了检查胎儿的生长发育情况，中国的医院一般认为早期 B 超对孕妇预产期的判断会比较准确，误差小。

看到的宝宝啥样?

在怀孕 20 周时去医院做 B 超,很多母亲都能第一次具象地看到胎儿的形状,听到心跳,看到手指,大部分人都会感动得流泪。四个月的胎儿看上去像一个鸭梨那么大,他闭着眼睛,在羊水里游泳。在大大的脑袋上可以看到眼睛、鼻子和小嘴巴,可爱的小手指已经非常清晰了,微微张开。

医生说胎儿发育得很快,一周一个变化,现在他就会转头、握拳、皱眉、做鬼脸、眯眼睛,碰巧的话你还能看到他正吸吮着自己的手指呢。哈!看来吮手指不是后天养成的,是从娘胎里带来的。

胎儿是什么性别?

怀孕四个月的时候,胎儿的生殖器官已经形成了,通过 B 超医生可以分辨出胎儿的性别。在美国,医院会尊重孕妇的个人意见,看看是否需要知道孩子的性别,有的准妈妈为了保持神秘感,会选择在出生时来个惊喜。

相反,在中国,医院一般是不会告诉孕妇胎儿的性别的。因为以前很多重男轻女的家庭，为了生个男孩儿，通过不正当的方式获知胎儿的性别，从而选择是保胎还是堕胎。

顺便说一句，我在怀孕两个月的时候通过血液检查，已经能测出孩子的性别了。

B 超有没有辐射？

X 光有很大的辐射，孕妇接受 X 光检查具有很大的风险。因此不少人就误认为 B 超也具有辐射，其实不然。医用的 B 超根本就不存在所谓的"辐射"问题，因为它的工作原理和 X 光根本就不相同。B 超是向人体发射超声波，超声波受到屏障产生反射波，反射波将所携信息通过技术手段呈现在屏幕上。要知道，在我们生活的环境中充满了各种机械波。所以说即便我们没有察觉，超声波依然可能出现在我们周遭。

很多医生喜欢通过 B 超的形式来进行产前检查，好处是它便于进行产前管理。对孩子的大小、羊水的多少、孩子的发育情况都有比较准确的判断。

即便如此，怀孕期间如果没有异常情况，B 超次数最好也控制在四次之内，满足产检需求即可。毕竟 B 超是一种能量形式，对固定位置的长时间持续作用产生的热效应（能量效应）达到一定程度时，都会对人体造成伤害，尤其是怀孕前三个月的胎儿更为敏感。本着"绝对安全"的原则，B超还是要控制次数。

第七章

婴儿车嫉妒症

怀了孕,你一定会特别注意婴儿车。你会看谁家的婴儿车好,还会产生羡慕嫉妒恨的各种情感。其实,很多人都是这样的。美国就有个专有词汇叫作"stroller envy",也就是"婴儿车嫉妒症"。

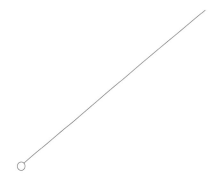

婴儿车里的"劳斯莱斯"

怀了孕,你在你家小区里走着,一定会特别注意婴儿车。你会看谁家的婴儿车好,还会产生羡慕嫉妒恨的各种情感,恨不得现在自己就推着婴儿车和里面安静睡觉的宝宝在小区里散步。其实,很多人都是这样的。美国就有个专有词汇来形容这种现象,叫作"stroller envy",也就是"婴儿车嫉妒症"。

我孩子的婴儿车是在美国成套购买的,也就是小篮子加小推车,英文叫作"travel system",即旅行系统。小篮子可以单独拿出来,放在车上或飞机上的座椅上,给婴儿当作小床。大人也可以用手提着篮子,婴儿在里面可以香甜地睡觉,这样上下车时对孩子都不会造成影响。这种小篮子适用于一岁半以下的宝宝。我生完老大,在他 35 天的时候从加州回到深圳红树湾的家，带了七箱行李和婴儿旅行系统上下飞机，从香港坐两地车牌的车回到深圳。一路上，宝宝坐躺在小篮子里，没受一点罪。

大众品牌就够用

这个旅行系统平时当成小推车使用的时候，小篮子正好可以架在小推车上，相当于在车上又架起了一个轿子，宝贝在上面睡得稳稳的，舒适着呢。小区的保安看了，说我的婴儿车是"劳斯莱斯"啊。其实我买的是美国很普通很大众的品牌 GRACO，最多五百美金。美国的明星婴儿车品牌是 Bugaboo，一两千美金。还有各种家长跑步时推着孩子的婴儿车，花活很多，看着都很炫。有多实用就不好说了。

GRACO 婴儿车品牌虽然大众，却有着 70 年的历史和专业的品质。在 1987 年，GRACO 就设计出了全球第一款儿童旅行系统，所以，买这个牌子还是很令人放心的。

什么是好的婴儿车？

怎么判定什么是好的婴儿车呢？首先看轮子。GRACO 这款婴儿车在车轮上加了层气垫和减震系统,能充分吸收路面不平带来的震动,给孩子的头部及全身以最大限度的保护。这点要十分注意,孩子越小,越要避免脖子及头部的震荡,这会对大脑发育不利。并且,好的婴儿车能随着角度的变化,让孩子的腰与座席间没有空隙,背部舒展,不压迫腹部,有利于孩子的脊椎发育。但是缺点是,大部分好的婴儿车会一下子占去汽车后备箱的一大半空间,出门并不方便。

方便小巧最实用

后来随着孩子年龄的增长以及上下飞机的旅行,妈妈们会发现还是方便小巧的婴儿车最好。

当然,这个时候,孩子越长越大,越来越结实,对童车的舒适度要求也有所降低,就可以换成小轮轻便型儿童推车,便于上下台阶、汽车和地铁,而且最好是折叠型的。在玩过"高大上"后,GRACO婴儿车已经被扔进了我家的储藏间里,保姆阿姨因为嫌麻烦也就再也不用了。使用最多,时间最久的竟是我在家乐福花了200元人民币买来的简易可折叠的小推车。

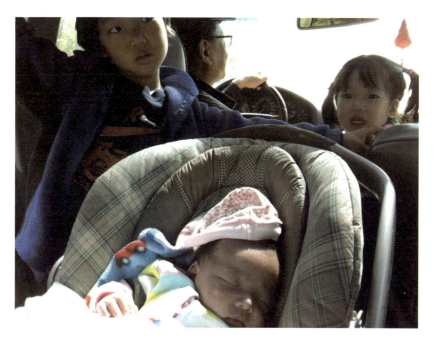

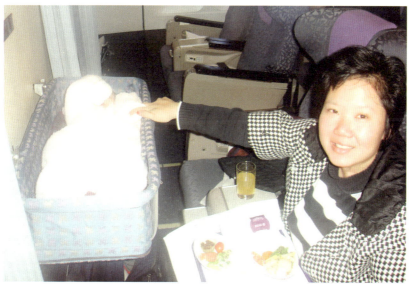

出门旅行带着孩子很辛苦。坐飞机可以要求在第一排让孩子平躺的服务。

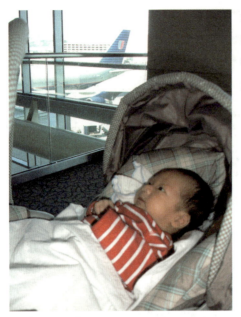

大儿子出生三十几天后坐飞机11个小时,医生说孩子可以承受。在飞机上要绑着这个小篮子。有时前排也有宝宝睡觉的地方。

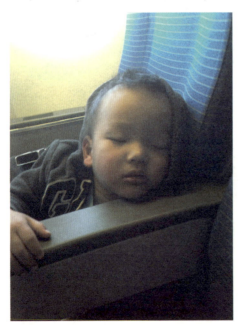

带孩子坐飞机

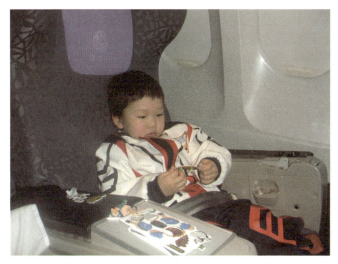

带孩子坐飞机2

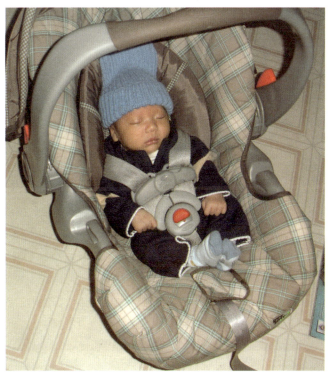

婴儿提篮

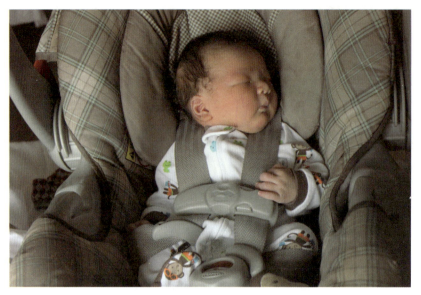

婴儿提篮2

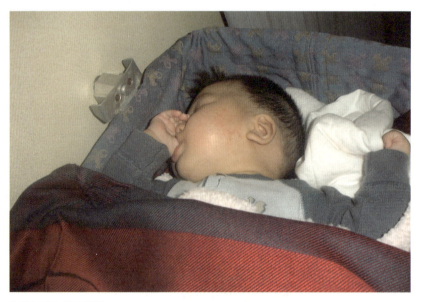

这样孩子可以睡得很香。

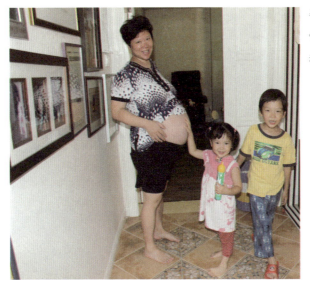

孕期要尽量保持好心情，这对孩子的性格和发育都有好处。

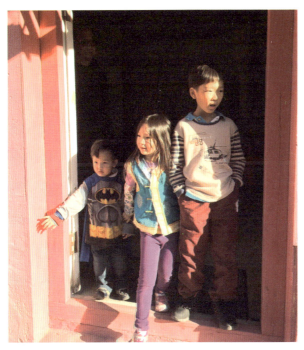

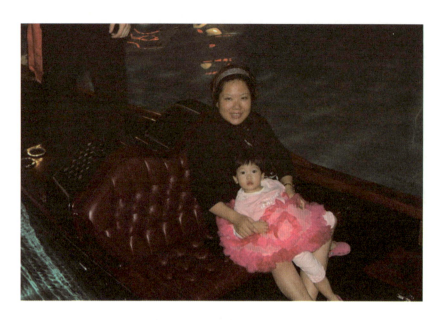
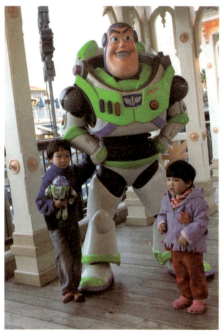

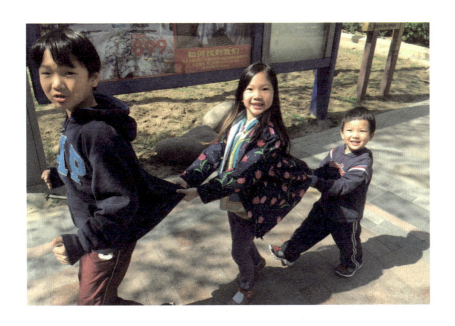
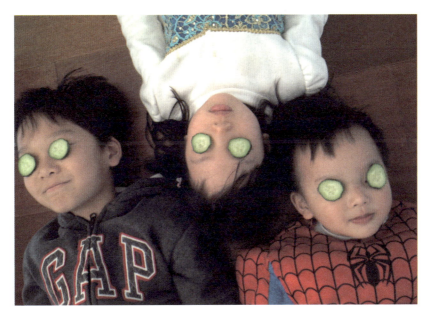

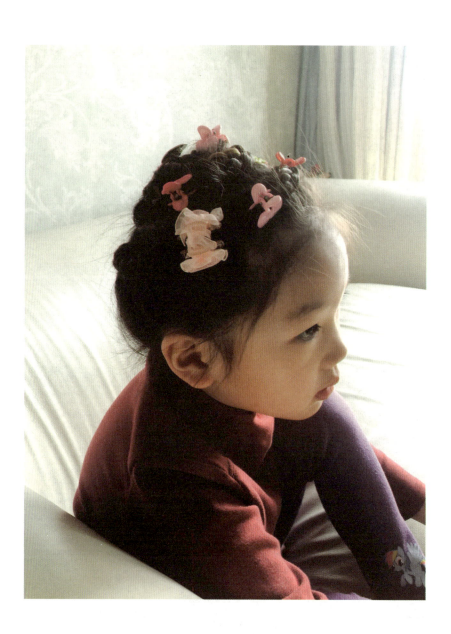

第八章

神秘的荷尔蒙

怀孕之后,荷尔蒙的增加会使女人散发出母性的光辉,但也可能使你得忧郁症。

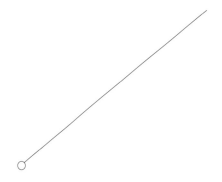

性格变了?

怀孕之后,你的身体结构已经发生了很大的改变。你肚子里面的脏器,全部都移动了位置。肠子移到了靠近腰的位置,你的子宫变大了,胎儿占据了你的大部分身体。你的腰也弯了,脊椎骨也弯了,整个身体的受力部位改变了。之后,你会发现你爱吃的东西变了,身材变了,生活方式变了,性格也变了,连思想观念都变了。总之,你身体的所有东西都变了,你的荷尔蒙在变,你已经是另外一个人了。

每个女孩都有年轻美丽的时候。我在学生时代时,感觉自己站在阳光下还是郁郁寡欢,有一种青春期的忧郁情怀。可是怀孕以后却变得很有底气,也开朗起来,可能是由于我经常锻炼、散步,让心情变得很好。阳光带来丰富的维生素 D，那时候性格的改变可能是植物神经、交感神经与荷尔蒙分泌变化造成的。而且有了宝宝后，似乎不会在乎一些小事情了。别人说你什么，那就说吧。别人跟你争，那就争吧。我们愿意用这个世界的富丽堂皇换取暂时的心安。内心的宁静与愉悦是孕期女人对宝宝最好的保护。

怀孕后我的脾气变得更加温顺。因为我先生的脾气很好，所以宝宝的脾气似乎和他很像。而我另外一个朋友怀孕后脾气变坏了，她说因为他先生的脾气比她坏得多，所以有他的一半在她身体里作怪。

后来我听美国的助产士告诉我，怀女儿的时候，所有阴性的东西都会显现出来，孕妇的脾气会变坏一些。怀儿子的孕妇就会变得非常平和，因为阴阳平和。其实这些都是荷尔蒙闹的。看来美国人也信阴阳。

审美变了？

青春少女时的我喜欢疯狂的、残酷的美，黄河源头的怒吼、八百里秦川的荒凉和那种呐喊的调子、印第安人的仪式与血泪史、日本武士道的菊与刀的荣耀、摇滚乐的热血沸腾。也许跟生长在北京有关，少女时期的我，对过日子没有一点兴趣，总被一些抽象而充满激情的元素所召唤，写作时探索的是无常、命定、绝望、人类的异化、分裂、错乱和非理性。而怀孕以后，我喜欢的是和谐的、平和的、朴素的美。别说重金属了，就连一般的摇滚都听不了。这时候的我喜欢舒缓而飘逸的音乐，如古典乐、爵士、New Age、Bosa Nova 和我以前觉得太通俗的理查德·克莱德曼的钢琴曲。

这是一种审美的变化过程，也是英文里说的"rite of passage"——成年礼。生命的每一个阶段都要有一个仪式，从这个阶段到那个阶段也要有一个仪式。荷尔蒙的变化可能是怀孩子和生孩子造成的，但是它也是一个仪式的交接。

少了伤感和煽情，多了幽默和淡定，孩子在肚子里有福了。美国俄亥俄州的费斯研究所曾对百余位孕妇做了一项胎教实验，其结论是，母亲的情绪会对胎儿的性格和智慧产生直接影响。妈妈在怀孕时如果性情温和心情愉悦，生出来的孩子也会较少哭闹，性情也会好一些。如果心情不好，经常生气难过，会影响胎儿的生长发育，造成新生儿对环境的适应能力差，对孩子成年后的性格、心理素质有直接影响。现在我作为三个孩子的妈妈，觉得平平淡淡是一种更加高明、更加智慧的心境。

筑巢的本能

热爱闯世界的我在没有上完大学就去了美国。而怀孕后，荷尔蒙的改变，导致我生存状态的改变。我在想，我是不是还要继续过漂泊流浪的生活？在过去的一些年里，我一直是以漂泊为乐。从这个国家到那个国家，在不同的地域生活，我很喜欢那种自由自在的生活。现在有了孩子，是不是还可以像以前一样那么自由？

怀孕激发了女人将为人母的筑巢本能。不管是雄性动物还是雌性动物，体内的泌乳刺激素含量越高，表现出筑巢和哺育后代的行为就越多。这种本能促使女人渴望生活安稳下来。为了迎接孩子，女人会打扫屋子，把房间布置得温馨可爱，会为宝宝囤积大量的纸尿布，准备各种各样的衣服和玩具。母亲为了孩子终究会告别漂泊，回归家庭，这是爱与本能的双重选择。难怪我们的祖先用汉字"安"来表示安居、安宁。屋檐下一个女人，这是多么奇妙的组合。

第九章

孕妇要会喝水

人体内 70% 左右都是水分。而《红楼梦》里说"女人是水做的"。我们女人怀孕之后身体当中水的比重特别大,有了孕育宝宝的羊水,产后有哺育宝宝的奶水。那么在怀孕的时候应该喝什么样的水呢?

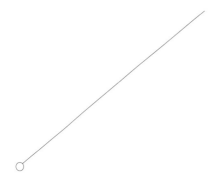

孕期喝烧开的水好吗？

我怀孕的时候在北京和上海都待过。现在的环境污染不仅是空气污染，水污染也很严重。《人民日报》刊文说："有关部门对 118 个城市连续监测数据显示，约有 64% 的城市地下水遭受严重污染，33% 的地下水受到轻度污染，基本清洁的城市地下水只有 3%。"

在北京和上海生活过的人都知道，这两个地方的水质都不太好。北京的水质太硬，从烧水产生的水垢就能很明显地看出来。原本溶于水中的钙离子等物质在加热以后出现了分解，会产生碳酸钙，就是我们看到的白色沉淀物。上海的自来水则有一股人们常说的"漂白粉"的味道，即使烧开后仍有味道。有一种解释是在水源污染严重的情况下，供水企业添加消毒剂而造成的。

水烧开的目的是杀菌，但是会造成水中矿物质的流失。中国疾病预防控制中心的研究员通过检测对比，发现水烧开以后，白开水里钙、铁、锌的含量有所降低。日本教育学博士、国际著名右脑开发专家七田真在他的《七田真天才胎教法》中提道："胎儿是在羊水中成长的。未经处理的自来水和缺少某些矿物质成分的盐会使羊水发生变化，导致流产和畸形儿的增多。所以，想要生下身心健康的婴儿，就需要做到两点：一是饮用健康的水；二是摄取天然盐。"

七田真博士希望孕妇通过健康的饮用水来摄取和吸收矿物质，补充胎儿生长发育所必需的微量元素。并且微量元素与维生素相辅相成，缺了微量元素，孕妇补充再多的维生素效果也会"大打折扣，英雄无用武之地"。

所以孕妇喝水不能只喝烧开的水，那样会有矿物质的流失。那么，是不是自来水过滤一下就可以喝了呢？我从市面上买来了净水机，国产的品牌"美的""海尔"都用过。不过，在"小心驶得万年船"的心态下，我又从美国买来了带滤芯的水壶进行二次过滤，双保险。但是我的亲戚购买了比我贵十多倍的净水机，并且对我说："你那种净水机不灵，把镁等矿物质都过滤掉了。喝久了，会得软骨病的！"

什么样的矿泉水适合孕妇？

于是，多年前第一次怀孕时的我，开始寻找合适的矿泉水喝。家喻户晓的依云矿泉水（Evian）、巴黎水（Perrier），这些矿泉水比起国外的价格高不少。在国外，依云水和巴黎水都是很普通的水。我的法国朋友，有些就用依云水漱口，够奢侈吧。我不想买个大众品牌的水，却对孕妇没有产生特殊帮助，更不想买所谓"劳斯劳斯水"，价格不菲啊。所以我开始寻找适合孕妇喝的水。

市场上的矿泉水对其水源地都极其标榜，有的来自高山冰川，有的来自湖泊山泉。我见过做阿拉斯加矿泉水的美国人，也见过做西藏高原雪水的中国人。我得知西藏高原雪水是和高铁合作的，产量很大，而阿拉斯加矿泉水运输又很遥远，这两种水都不适合我。我想找一种产量不大、矿物质多元、价格不太贵、运输费用适当，能满足孕妇需求的水。

来自深海的矿泉水

生命源自于海洋，海底的环境比较纯净。有没有水源地是来自深海的淡水呢？经过一番查询，发现还真有！

不过世界上海水虽多，但具备开发海洋深层水条件的地方却不多，只有台湾地区的东岸、夏威夷、日本、韩国等地。顺藤摸瓜，我找到了一款名为"优海矿"的海洋深层水。它来自台湾花莲海平面下660多米深的地方。我发现对于孕期缺铁的孕妇来说，除了吃铁片，喝深海矿物质水也可以补充身体所需的铁元素。而且优海矿的价格也不是很贵，能负担得起，划算多了。

最重要的是，优海矿含有丰富的镁——就是只有安装特别昂贵的净水机才能不过滤掉的镁。世界卫生组织认为，人体每天需要220～410mg的镁，而孕妇每天需要补充的镁是普通成年人的1.8倍。海洋深层水富含镁、钾、钠、钙、锌、铁等80余种丰富均衡的矿物质和微量元素，并且以离子态存在，易于被人体吸收，可以补充孕妇对镁、钙、钾、钠等微量元素的需求。

怀孕让我们女人对很多问题看得更高，看得更远，思考得也更多。我开始重视营养、空气和饮用水等这些早该被我们重视的问题。这之后的这么多年，我和孩子们都习惯了喝优海矿。我们亲切地叫它"600""1400"。出门都会带上一小瓶浓缩液，在外面喝水时习惯滴几滴。

第十章

胎儿大脑发育与亚麻籽油

我第一次坐月子是在美国,吃的是台湾广和月子中心配送的月子餐,其中他们建议炒菜时用庄老师的"胡麻油"。那是胡麻油第一次进入我的视野。

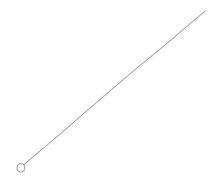

食用油哪种好?

很多孕妇已经意识到水、维生素、健康食品对孕妇以及未来宝宝的重要性了,所以她们会买孕妇奶粉、添加维生素等,但是很多孕妇却往往忽略了我们一日三餐都会吃到的油。

我们中国位居世界三大美食王国之首,"炒"是中国菜的烹饪特色。一日三餐炒菜放油都避免不了。油的质量好坏,其实直接影响着菜的口感和安全。有两种油就让人防不胜防,其一是地沟油。地沟油中含有大量的有毒物质、细菌和有害化学成分,会引起消化不良、腹泻、腹痛等不良反应,长期食用可能会引发癌症。地沟油对人体的危害极大,何况是孕妇和胎儿。其二是转基因油。目前科学界对它一直争论不休,崔永元的参与更是提升了全国人民的关注度,但是却一直没有定论。花生油、大豆油、调和油、菜籽油和葵花子油中很多都是以转基因作物为原料来进行加工生产的。购买的时候一定要注意上面的标签和说明,看清是否是转基因的。

其实在怀孕以前,我已经花了很多功夫去研究食用油。与美国人相比,中国人对糖分并不是那么热衷,可是仍然有很多人得糖尿病、高血压。究其原因就是过多摄入了一种不饱和脂肪酸(Omega-6),这是一种被国内认为有益,而美国消费者早已提高警惕的人体必需脂肪酸。玉米油、大豆油等植物油以及油炸类食品都是我们摄取 Omega-6 的来源,稍不注意就会严重超标。这些年我很少在大众超市里购买大豆油或菜籽油,取代购买的食用油一般是橄榄油和葡萄籽油。有些从进出口贸易公司购买,有些从进口超市购买。不仅如此,炒菜时也尽量避免爆炒,以保证油的营养成分不被流失。

胡麻油就是亚麻籽油吗?

怀孕以后,我为了胎儿,进一步研究如何提升营养和健康。什么油适合孕产妇的特殊需求呢?我第一次坐月子是在美国,吃的是台湾广和月子中心配送的月子餐,其中他们建议炒菜时用庄老师的"胡麻油"。

那是胡麻油第一次进入我的视野。广和月子中心用胡麻油制作的麻油猪肝、麻油猪腰、麻油鸡等食品,对产后恢复都很有帮助。不仅有助于排出恶露,还能促进子宫收缩。这是因为胡麻油有益气血,补肝肾,通肠便的功效。《本草纲目》中说它有"润燥、解毒、止痛、消肿"之功;《别录》中说它"利大肠,胞衣不落。生者摩疙肿,生秃发"。

这几年在美国的科思科连锁店(Costco)有出售一种亚麻籽油(flaxseed oil)胶囊的保健品,非常受欢迎。亚麻籽油含有非常丰富的奥米茄-3(Omega-3)脂肪酸,具有软化血管,降低血压和血脂、预防糖尿病等作用。它跟维生素、氨基酸一样,是人体最重要的营养素之一。

亚麻籽其实就是胡麻。亚麻籽距今已有5000年的食用史了,但是直到汉代张骞出使西域的时候,亚麻籽才被带到我国宁夏、内蒙古等西北地区种植,因此也被称作胡麻。亚麻籽油不论在中西方,一开始都是多为药用。这在古希腊医药之父希波克拉底的论述中和中国宋代编撰的《本草图经》等医学书籍中都有记载。因为胡麻只适合生长在西部、北部等高寒干旱地区,加上产量少,出油率低等原因,其他地方的人就很少熟知了。

不同的是,广和月子中心强调月子期间产妇要热补,所以庄老师的胡麻油采用的是慢火烘焙,即热榨工艺生产出来的。而一般的亚麻籽油,为了保持营养,用的是冷榨工艺。

亚麻籽油是聪明油、月子油

亚麻籽油中的奥米茄-3（Omega-3）脂肪酸对胎儿及婴儿的生长发育极其重要，特别是大脑和视力的发育。这是因为亚麻籽油中的奥米茄-3脂肪酸进入人体后，在酶的作用下，依次生成EPA、DHA。DHA就是大家俗称的"脑黄金"。DHA是神经系统细胞生长及维持的主要成分，是大脑和视网膜的重要构成成分，DHA在人的大脑皮层中含量高达20%，在眼睛视网膜中所占比例更是占到50%，因此，DHA对胎儿、婴儿智力和视力的发育至关重要。

有种说法说海边长大多吃鱼的孩子聪明，学习成绩好。这是因为DHA也可以从海产品中摄取。不过，有些人不喜欢吃海鲜，有些人对海鲜过敏，因此吃亚麻籽油也是一种选择，而且补充得更充分、更全面。宝宝大脑的发育主要是在出生前完成的。世界卫生组织建议孕产妇在怀孕和哺乳期内要每日补充DHA，以满足胎儿和婴儿发育的需要。要想宝宝健康、聪明，妈妈最好在妊娠前3个月开始吃亚麻籽油。因为对胎儿有益，所以也有人称亚麻籽油为"聪明油"。

亚麻籽油不但对婴幼儿有益，对孕产妇也非常有好处。很明显的变化是怀孕时皮肤变得比以前好了，令人头疼的妊娠便秘情况也大有改善，而且脚也不那么肿了。这是因为亚麻籽油能调整孕产妇的身体机能，促进细胞健康，改善肾、肠脏器的功能。这也难怪广和月子中心很早前就用胡麻油来当月子油。

亚麻籽油怎么吃？

用亚麻籽油炒菜跟用橄榄油炒菜一样，一定要控制温度，不能大火爆炒。

亚麻籽的主要产区有加拿大、中国、美国和阿根廷。由于亚麻籽油容易氧化，因此需要低温避光保存。遵循我找矿泉水的原则，所以距离我最近的西北高寒地带的亚麻籽油成为我的首选。现在我吃的是用种植基地在宁夏的"善和堂"所出产的有机亚麻籽油。它采用的是低温物理冷榨的方法，虽然出油量低，但保证了油的奥米茄-3（Omega-3）脂肪酸等营养价值不被破坏。

不过有一点，用冷榨的亚麻籽油炒菜会有一股淡淡的坚果苦味，因此我喜欢把它和橄榄油、芥末油、花椒油等混合搭配，既营养又不失口感。当然亚麻籽油本身也可以用作拌凉菜、拌沙拉或直接口服。

第十一章

孕期和产后何时可以"啪啪啪"？

"食色，性也。"其实很多人非常喜欢孕期的性。

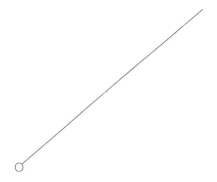

中国人比美国人更小心

中国人把怀孕看得很重,于是女儿、儿媳怀孕后,全家都很谨慎。除了必要的戒律之外,还设置了很多禁忌,例如,在台湾地区以及南方不少地方就有怀孕前三个月不能告诉别人的说法。怕孩子保不住,这种全家的集体无意识的谨慎,会直接给孩子的爸爸带来一些压力。比如,很多人认为怀孕期间夫妻同房是冒险行为。

中国医生会告诫说:"怀孕最后三个月和产妇生完孩子头三个月不能有性。甚至在怀孕的头三个月最好也不要有,因为会有流产的可能。"我的美国医生则认为孕期性行为对生产没有影响,因为孩子在羊水里是很安全的,除非你们的动作非常猛烈。

孕期的性分阶段

一般怀孕的头三个月，女性没什么性欲，主要是由于害喜和担心受精卵是否能安全着床而造成的。害喜对于夫妻双方来说都是一件倒胃口的事情，情到浓处，一个不由自主的呕吐就把一切氛围和情绪都毁掉了。进入第四个月，胎儿比较稳定，孕妇逐渐会生龙活虎起来。而且对于孕期而言，最安全的是中间三个月，很多按捺不住寂寞的夫妻就会像偷尝禁果一样开始尝试着"啪啪啪"。"食色，性也。"其实很多人非常喜欢孕期的性。很多女性在孕期反而表现出比之前更强烈的性欲，因为下身更容易充血，孕妇很兴奋，丈夫也觉得很刺激。很多人都认为孕中期是一段美好时光。

关于最后两星期的说法

至于最后三个月，有朋友告诉我，她在怀孕最后两个星期因为性造成了孩子早产。美国医生听了瞪大眼睛说："有这回事？只要注意体位，任何时间都很安全啊。"

但是确实有理论认为，孕期最后两个星期的性行为，容易造成胎儿早产，而我周围确实有这样的朋友有这样的经验。这种理论认为，精液会引起宫缩。也有的说法是，性交时因为情绪紧张、运动剧烈，会导致肾上腺素分泌，造成宫缩。于是有不少人就在过了预产期后，想通过性来催产。但是听说效果甚微。

产后的"尼姑"状态

至于对待产后性生活的看法，我清楚记得在美国时的经历。生完宝宝35天的时候，我去医院做母子检查，想看看自己身体的恢复情况。妇产科医生竟然问我："你是来开避孕药的？"我一听都傻眼了，我以为他会和我说说我的子宫复位情况。结果，美国医生给了我三包避孕药。

产后35天就给避孕药，也真是有些夸张。避孕药在哺乳期间可不是随便乱吃的，因为有些避孕药会抑制母乳的分泌，造成母乳分泌量减少，质量下降，并且药物进入母乳还会对婴儿产生不良影响。另外此时，产妇无论从身体条件还是心理状态都还没有做好准备，在相当长的一段时间内，产妇有着无欲的感觉。一般情况下，孕妇产后伤口恢复、会阴愈合需要六个星期的时间。而且荷尔蒙的变化会促使产妇把大部分时间和精力都投入到孩子身上，照顾孩子的吃喝拉撒睡，已经成为妈妈的第一任务。并且睡眠不足造成的困乏已成常态，所以对于夫妻生活便已经无暇他顾，所以会有意无意地忽视掉丈夫的生理需求。另外只要产妇还在哺乳,体内的雌激素分泌就会有所降低,于是就会性趣缺乏。这种"尼姑"状态可能会持续半年到一年。

生产篇

Annie Wang　美式生孩子，中式坐月子　中美育儿体验记

第十二章

生孩子到底有多疼?

产床的床单,就如文森特的画布。那里,藏着的往事,是生命最深处的源泉。

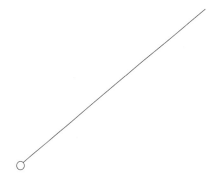

疼痛因人而异

每个人的身体都不一样。了解自己的身体特征很重要。我怀老大时，美国有个朋友在42岁时生头胎，她跟我说："生孩子跟玩儿似的。"另外一个当地华人生了两个孩子，她人很瘦弱。她说："没啥感觉。"我女儿同学的妈妈最近也生了三个孩子，对她来说生娃也是小菜一碟，她甚至都没有打无痛分娩针。

在硅谷的时候，有些国内互联网精英的太太们聚会。我姐姐给这个聚会取名为"大奶聚会"。大家在一起经常谈论的是怎么多生几个孩子的事情。

在上海工作的时候，我因为颈椎病发作住院，碰到一个山东阿姨。她生了五个孩子，由于生产，身上长了很多痔疮，一辈子难受。她旁边的一位女性说："我只生了一个孩子。太受罪了！跟电视剧里一样吓人，这辈子不想再生了。而接下来的教育更苦啊！"

我当年在人大上学时的英文老师——一个人高马大的挪威后裔，她生了四个孩子，却告诉我生孩子疼极了。但她又说："这是世上最美好的事情。"换句话说就是"痛并快乐着"。这个疼到底有多疼？每个孕妇都会私下里在心里掂量。

所以问起每一个人，大家的感受都因为身体自身条件不同，感受而异。但我们怀孕的时候，特别喜欢别人向我们传授经验。

宫缩为什么疼？

我生第一个孩子时在美国。在家我开了二指，就开始流血，疼痛难忍。宫缩，就是子宫肌肉收缩的简称。子宫肌肉是人体最大的一块肌肉群组织。而宫缩的收缩不是一般的肌肉痉挛，这是一种疯狂的痉挛。所以最大的肌肉群组织最疯狂地痉挛着，可想而知有多疼啊！

无痛分娩针是要在开了三指后才可以打的。护士看我痛得满头大汗，在医生的指导下，先注射了一种不会进入身体系统，对孩子无伤害的麻药。在开了三指之后才开始实施无痛分娩，麻醉师将麻药注射到了我腰部的硬膜外腔，这样麻药进入母体血液、通过胎盘的概率就微乎其微，很难对孩子造成伤害。可见无痛分娩要求的准确程度非常高，所以找到一个好医生很重要，同样这个医院也要有一位非常好的麻醉师。

我后来生老二和老三，都是在上海，是由有美国、中国双重行医执照的陈磊医生接生的。他告诉我，临产初期宫腔内压力为 3.3～4.0kpa（25～30mmHg），第一产程可增至 5.3～8.0kpa（40～60mmHg）；第二产程期可达 13.3～20.0kpa（100～150mmHg）。依他的经验，100 个人里面，98 个人都比我耐疼，我是身体痛觉极为敏感的那 2% 人群。

在给我接生时，他很担心我能否撑得住。而我妈妈在产房看到我被宫缩折磨的痛苦状态，吓得要昏倒。陈医生说他很佩服我的毅力，因为在关键时刻，我还是用出了力气。

天底下最怕疼的我，生了三个孩子。后来我想起了自己在 17 岁写的诗句：

凡·高
请你解释
一百三十七年前的你

与十七年前的我

怎样在血的潮汐中

相识

那个心跳的日子

何以降临

温柔的泪飘荡的愁

何以诉说

你我血与泪的交融

向日葵沙沙作响

月光下

他们痛苦而又淋漓

翻转而又抗争

真奇怪，17岁的我什么苦难也没有经历过，竟会使用"血的潮汐""血与泪的交融""痛苦而又淋漓""翻转而又抗争"这些词语。在经历了生育过程后，我对这些词汇有了比喜欢幻想的那个17岁的我更刻骨铭心的感受。产床的床单，就如文森特的画布。那里，藏着的往事，是生命最深处的源泉。

注射了无痛分娩针，并不是生产就不会疼了。最后的45分钟至1个小时，无痛分娩针会被拔掉。简而言之，生产是排山倒海般的疼痛。前后经历的疼痛有腰部疼痛、宫缩疼痛、破水疼痛和生孩子时产道受挤压产生的疼痛。有人说"女人好了伤疤忘了疼"，每一个人的身体不一样。像我，是身体敏感加意志坚定的组合。顺产如此淋漓的痛苦是终生难忘的,却又无怨无悔。

怎么缓解生产前后的各种疼痛?

产前:中国人常说孕妇不要盆浴,怕感染。但是我却发现盆浴很适合孕妇。在洗澡水中加入自己种植的芦荟、玫瑰花瓣,从而缓解腹部压力,舒缓神经。除此之外,还有孕妇瑜伽课也有帮助。

生产时:辣妈子(拉玛泽)呼吸法按理说可以在生产时缓解疼痛。但是我因为疼痛得已经意识不清晰,所以没能正确使用上。

产后:温水坐浴一个月。

第十三章

侧切还是自然撕裂？

阴道是孩子来到这个世界的通路，也是女人欢愉的通路。阴道健康非常重要。

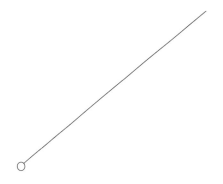

中美的观点不同

生孩子对准妈妈来说是一个又一个的选择题,好不容易鼓起勇气选择了顺产,问题又来了——侧切还是自然撕裂?

中国医院倾向施以侧切术(episiotomy)来防止撕裂,这样生产过程也快。美国以前也倾向于侧切术,但这些年却倾向于在自然撕裂后缝合伤口。美国医生跟我说,有可能有些产妇并没有产生撕裂或只是轻度撕裂,在这样的情况下,侧切术留下的长而深的伤口显然对产妇来说是多余的伤害,不仅对产道的恢复不利,也容易产生感染。侧切过的女性朋友中抱怨最多的就是性生活的质量大大下降。另外有研究说,自然撕裂是随着肌肉组织和皮肤肌理走向的,比较容易恢复。而侧切则是生硬地把肌肉切开,甚至是逆着肌肉组织走向的。就像顺产与剖宫产，顺产的产妇身体恢复的时间总是比剖宫产的产妇快一些。

我的第一个孩子出生时体重七斤，第二个孩子体重七斤三两，我都选择不侧切。虽然两次生产都有一定程度的撕裂，但是医生的缝合技术非常好，在显微镜下都看不出来了。虽然恢复的过程有些慢，但是非常值得。

如何预防撕裂？

为了预防撕裂，在怀孕期间，美国医生鼓励孕妇保持体重，并且做一种叫作"Kegels"的运动，也就是"凯格尔运动"，主要是锻炼盆底肌，这是一种以非手术治疗的方式来增强肌肉张力的练习。通过"凯格尔运动"，可以帮助女性防止骨盆底肌肉松弛的问题，包括降低女性产后尿失禁的情况，同时还可以改善两性关系。

凯格尔肌肉就是"骨盆肌肉"，又称"PC 肌"或"耻尾肌"，是支撑子宫、膀胱、直肠、小肠的骨盆底的肌肉，这是妇科医生阿诺德·凯格尔博士在 1948 年第一次描述出来的。

凯格尔肌肉很好找，当你小便的时候突然中止，缩紧尿道，然后放松继续，那些被紧缩然后放松的肌肉就是凯格尔肌肉。

"凯格尔运动"简单易行，不需要什么特殊的练习条件，日常生活中随时都可练习。收紧肛门、会阴及尿道 5 秒钟，然后放松重做。每次运动做 10 次左右。有一些医院也提供仪器来帮助完成"凯格尔运动"。

古代"缩阴气功"与"凯格尔运动"的异曲同工之处

其实，在古代中国早就有类似的锻炼盆底肌的方法，皇宫里的妃嫔们用药物或"缩阴气功"来缩阴。她们的阴道被称为"贵器"，想必她们一定练过盆底肌。

阴道是孩子来到这个世界的通路，也是女人欢愉的通路。阴道健康非常重要。

第十四章

生孩子要不要让男人看？

我主张的所谓让男人看，其实更多应该是指一种陪伴与参与。也许，他在给你擦汗；也许，他紧握你的手；也许，他在跟你一起数数。总之，一起见证奇迹。

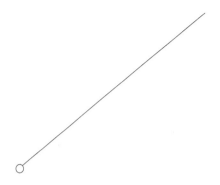

女友们和我妈妈的意见相左

我有个女朋友Coco,四十岁了,管自己叫作"齐天大剩",就是单身到底的意思。其实我发现,自从自己当了母亲后,和单身女友的话题就减少了。真是有句话说得对,这世界上有两种女人,一种是生过孩子的,另一种是没生过孩子的。单身女性最热衷的话题是男女情感。我二十几岁时和闺密们在一起也很喜欢谈论这个话题,曾经也写过《俗不可耐》《哈佛情人》这种爱欲情仇的小说。但是当了母亲后,对孩童权益、教育、弱势群体更关注了。我和Coco的共同话题自然就少了。

但是这天,Coco主动跟我提到生孩子。她跟我说,千万别让你丈夫看你生孩子,尤其是下身,看过之后可能会影响你们之间的性,以后他可能会有心理障碍。我说:"你在开玩笑吧。你单身,怎么知道的?"她说都是她的其他女朋友说的。果真,我遇到另一个女朋友J,她想让她的女儿、女婿生第二胎。但是她的女婿说还没有从第一次生孩子的那种惊心动魄的经历里走出来,不想考虑再生孩子的事情。我这个女朋友J就说:"看来,生孩子不能让男人看。"

我妈妈的观点正好相反。她说:"你生孩子的时候,一定要丈夫陪伴在身边,他会体会到你做女人的辛苦,因此会更加珍惜你。"我生三个孩子的时候,丈夫都是在身边的,尽管并不全是因为妈妈告诫的原因。当然,我妈妈是个非常有智慧的女人,很多时候她的意见都很有前瞻性。

但是这件事,我的想法很简单,在我最需要帮助的时候,我需要最爱的人在我身边。我生老大、老二的时候,我丈夫、父母都在产房为我加油。到生老三时,我父母在苏州帮我照看两个大孩子,我和丈夫住在上海的医院。对我而言,丈夫在身边,更多的是一个情感依靠。至于朋友说要不要让男人看,我是这么想的:生命的繁殖是非常 Powerful 的一个经历。男人上战场生离死别都能经历,看到流血、血腥的东西是再正常不过的,生命创造的过程怎么会吓倒他们?如果会,这样的男人不做丈夫也不可惜,毕竟,男人应该像斗士一样活着。当然这也是因人而异的,如果你选择了一个见血就容易晕的男人,那也没有办法。

性洁癖

女人爱化妆，剃体毛，都是想有一定隐私并把美好的一面展现出来，这是人的天性。我的女朋友们没有真正说出来为什么不想让男人看自己生产。我想原因也是概念上的——性器官是丑的，生孩子会让生殖器变形，更不能看。记得我的人大校友——中国有名的性社会学家潘绥铭，在他的一项研究中提到了"性洁癖"这个词。意思就是"两性是肮脏的，生殖器及其分泌物是肮脏的，性会带来耻辱感"。他说不论社会进步多少，性教育依然还是个禁区，是教育的缺失。"到2015年时，这三种'性洁癖'基本达到，甚至超过了全国总人口的三分之一。其中男人觉得女人的性器官脏的，竟然超过一半，达到55.4%；觉得性生活本身就脏的男人，居然也达到了46%；尤其是觉得对方性器官或分泌物脏的，无论是男人还是女人，都是最多的。"

生殖器是美的

我觉得生殖器是美的。如果不美，男女为什么要彼此亲吻这里？为什么在远古，会有生殖图腾与生殖崇拜？中国古代对女人的性器官的各个部位用"玉门""花心""琼台""玉理""春水"这些高雅的词汇来形容。《素女经》里对女人的性器官各部位分别形容为"琴弦"、"昆石"、"赤珠"、"麦齿"、"谷实"等,并把男女交合称为"爱乐",认为性交是一种顺应自然的行为,压抑性欲、杜绝性交是有害的。而性事在《红楼梦》中,更是用浪漫的"云雨"一词来表达。

美国著名的画家乔治亚·奥科夫画的女性性器官,如盛开的花瓣。因此我想用 celebrate 这个词,我们女人应该 celebrate 做母亲的那个时刻,这是很美的事情。尼采说过:"我们热爱人生不是因为我们习惯于生,而是我们习惯于爱。因为有了爱,对生命有敬畏,生殖才如此美。"

我的主张

我们肯定不能强迫男人盯着女人的下体看生产的全部过程,因为这是妇产医生的工作。我主张的所谓让男人看,其实更多应该是指一种陪伴与参与。也许,他在给你擦汗;也许,他紧握你的手;也许,他在跟你一起数数。总之,一起见证奇迹。

第十五章

美国 19 小时生产记录

我是三个孩子的母亲,在中国、美国都生过孩子。从剪断脐带的那一刻起,孩子真正脱离了母体,成为一个独立的生命。

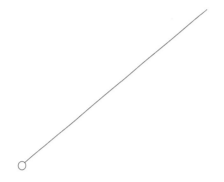

啥时去医院？

第一个孩子 39 周时，我在家早上起来发现自己见红了，于是就给医生打电话，医生说再观察。我感觉胎动比平时频繁，所以就去了医院。

在美国，医院一般是开三指才接收。去了之后，医生说我只开了一指半，说相信今天晚上我一定还会过来。回家之后，我开始从容地收拾东西。真没有想到，宝宝会提前一个星期出生。安好了婴儿床，准备了住院所有需要的东西——拖鞋、按摩器、洗漱用具、照相机、录像机。然后吃了一顿很饱很饱的饭，很从容地开车过去，但是在车上时，我的肚子就开始痛，越来越痛。到医院的时候已经开到了两指半，护士就问医生是让我回家还是在医院继续观察，当时已经是晚上 11 点半了，所以医生就说那就不要回家了。

无痛分娩的帮助

当疼的时候，医生问要不要打麻药，我说要。后来来了一位麻醉师，采用的是从后脊椎骨打进去的硬膜外麻药。没过多长时间，整个下半身就没有了感觉，转身呀、翻身呀都需要人来搬，后来插入了一根尿管。打了麻药之后，宫缩的速度就会变慢，所以等开到八指的时候，花了很长的时间，我基本上是睡了一觉。当时脑子很清醒，却没有痛的感觉。我拿出《地藏经》来念，先生拿着相机在各个方位给我照相。

在美国医院里，监控系统分为两个部分，一个是监控母亲的心跳；另一个是监控胎心，即胎儿的心跳。通过一个显示屏，整夜连续地打印，一摞一摞的，让你每一分每一秒都能看到孩子的动向。

美国的人口比较少，我生产的那天，有一个白人和我，就只有我们两个人生产，而他们有二十个产房。回到深圳后，听到女朋友说她在深圳生完孩子后被放在楼道里，我感觉这对比真是太强烈了。

医生手动，给孩子转边

打了麻药后宫口开得比较慢，医生就又打了催产针。后来医生来看我的肚子，发现宝宝很淘气，在我的肚子里翻了一大圈，脸翻到了前面，于是医生动了动我的肚子，又把孩子给翻了过去。听说在肚子里转动孩子是很疼的事情，但是我当时由于打了麻醉针，没有什么感觉。这也就是美国医生不把脐带绕颈当回事的原因吧，可以产前调整。

最后四十五分钟

由于生第一胎的缘故，宫口开得比较慢，医生决定拔掉麻药，这时候是最疼最疼的最后一个小时。此时，医生却到外面跟他的儿子打棒球去了，只留了mid-wife接生护士，还有我家人一起陪我从一喊到十。无数次的尝试耗尽了我的力气，最后数到五我就没力气了。

我妈妈总是握着我的手鼓励我说："快了，快了，我都看见孩子的头发了。"这时我已经痛得像鱼离开水一样在产床上翻转，大喊大叫："算了吧，开刀吧。别让我再这样了，我受不了！受不了！"护士立刻通知在外面打棒球的医生。老天爷，他终于很快来了，身后跟着一群人。医生问："你需要产钳或产吸帮忙吗？"我曾经听一个朋友说，产钳伤过她女儿的面部神经。所以我就说："用产吸。"刚说完没几秒，就听见孩子的哭声了。

仪式——丈夫剪脐带

宝宝出生了以后，医生让我丈夫剪断脐带，接着就把宝宝抱给了我，宝宝身上的血还没有洗掉。医生知道宝宝一出生最需要的是妈妈的怀抱。我看见儿子的后脑勺经过产吸，像蛋筒冰激凌一样尖，还有些担心，其实后来发现一点问题都没有。护士把宝宝抱走，在旁边给他洗澡，好多泡泡，特别可爱。

为什么美国过去五十年的传统，是让新生儿父亲给孩子剪脐带呢？不得不说这是令人难忘的一种荣升为父亲的仪式。从剪断脐带的那一刻起，孩子真正脱离了母体，成为一个独立的生命。父亲参与到孩子的生产过程当中，亲手迎接新生命的诞生，这使他尽快意识并进入到父亲的角色当中。

宝宝出生后与母亲寸步不离

医生告诉我现在要从我身上取出胎盘,然后让我看胎盘的样子。说实话这辈子我不想再看胎盘一眼。如今我已经不记得胎盘是什么样子了,但是记得它又丑又可怕。可是它却像《巴黎圣母院》里的卡西莫托一样,外表虽丑,却是孩子营养的源泉。

之后看见医生在我身上缝针,我已经没有疼的感觉了。护士们给宝宝量体温、换衣服、量体重,帮我换衣服。催奶师护士过来教我怎么喂奶,怎么吸奶,然后用轮椅把我推到了病房。宝宝一直在我身边,躺在一个玻璃器皿里安安静静地睡觉。美国医院有一点比较好,每个新生婴儿的身上都有一个警报器,挂在脚踝上,如果有陌生人抱着孩子离开医院,它就会响。只有医院才能打开警报器,让孩子出去,这也是为了孩子的安全着想。不仅如此,为了防止孩子被偷走,门口还有保安把守。

从出生到出院,孩子基本都和妈妈寸步不离。而且还有母子标签,有共同的编号,同时挂在孩子和母亲的手腕上,所以抱错孩子的概率几乎为零。

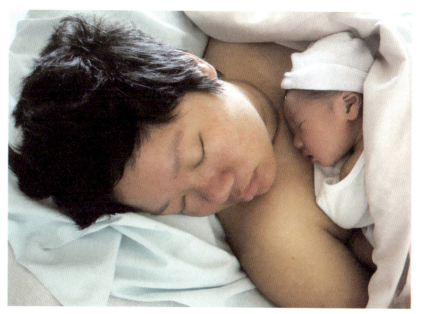

出生后婴儿与母亲不分开

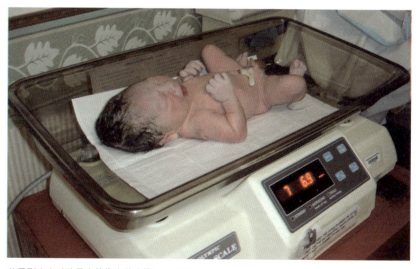

儿子刚出生时脑袋尖的像冰激凌筒

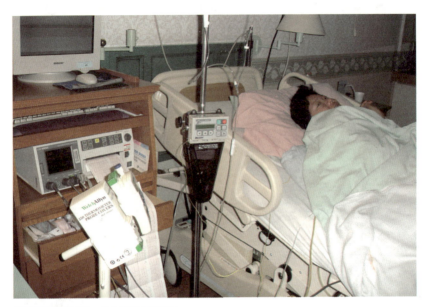

美国医院的检测器一直在打印各种数据

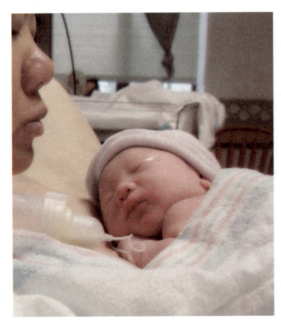

在美国没出奶时,医院用一根细管绑在乳头旁喂配方奶。

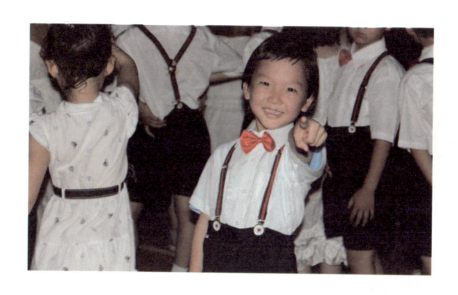

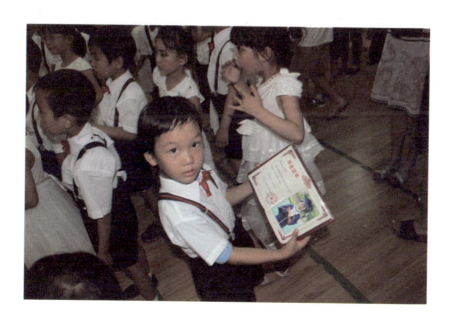

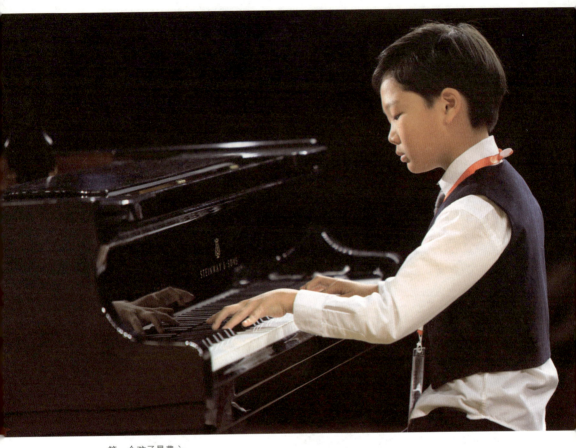

第一个孩子最费心

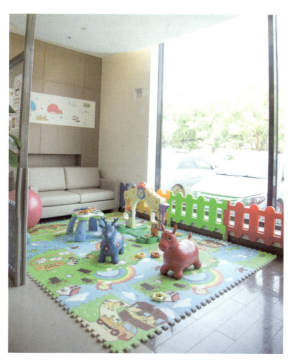
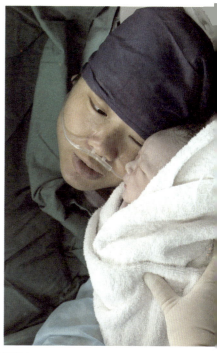

美华妇产给儿童玩的地方,很温馨,这样的配套区域对怀二胎的孕妇来说很省心。

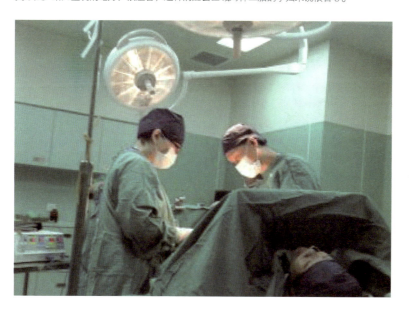

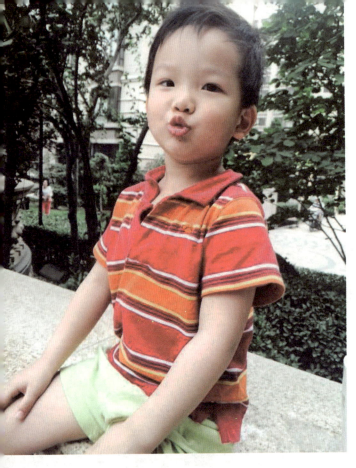
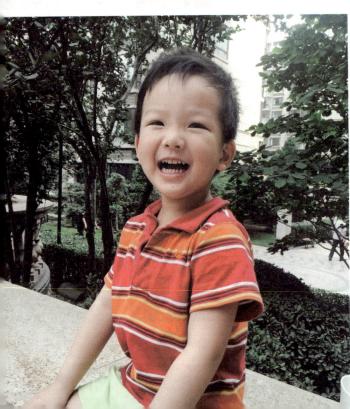

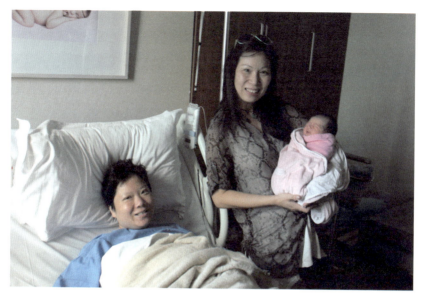

剖宫产之后精神很好，朋友来探望也可以说话。

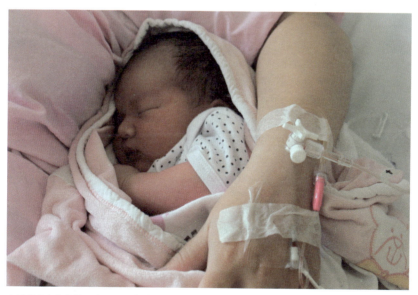

小弟弟在上海合资医院刚生出来。有条件的孕妈妈，我鼓励在合资医院生娃。

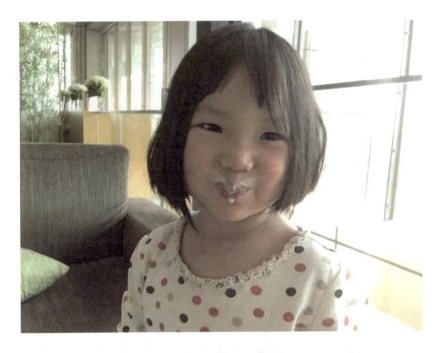
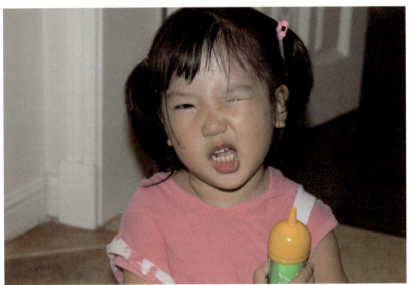

美国生完孩子使用冰袋？还送冰激凌？

都说生产后产妇要保温，连凉水都不能沾。与中国理念完全不一样，美国医生在我生完孩子后，立刻给我一个带冰袋的卫生巾。因为自然撕裂，他让我在下身敷这个冰袋止疼，这一敷就是 24 小时。

我读《亲历历史：希拉里回忆录》一书时，发现东西方人对冰的需求完全不一样。当希拉里羊水破裂去医院的时候，她是这样回忆的："他（克林顿）和州警们心焦如焚。比尔回想起助产课程中教授的步骤：先准备一只小塑料袋装满冰块。我（希拉里）上车后，看到一名州警抬着一只三十九加仑、塞满冰块的超大黑色垃圾袋放进车厢。"本来只需要一小袋冰块，结果克林顿准备了快一车厢的冰块，可见当时克林顿是多么的紧张。这些冰块一般都是用来冰敷和口含用的，可以缓解产后的伤口疼痛。这与中国人的做法完全相反，中医讲"暖"，认为"诸病从寒起，寒从足下生"，认为"通则不痛，痛则不通"。爱吃冷饮，贪图凉快，不注意保暖等，都会加重寒气，导致畏寒、肢冷、下腹疼痛、月经不调等症状。所以我们中国人的习惯是生产前后是要接触热汤热水的，一定不能触碰冷水或受凉，更不用说用冰块了。

因为生孩子花了很多力气，出了很多汗。我就问能不能洗澡，医生说当然可以。我在病房里洗了一个淋浴，很快就想进入梦乡。这时医院送来了营养餐，我的妈呀，竟有冰激凌！我爸爸、妈妈看了直摇头。好在其他菜的味道很不错，我很快入睡了，不知醒后，疼痛还远未离开。

生完孩子开车离开医院，美国要求用婴儿型的安全座椅。抱着孩子坐车是很不安全的做法。刚出生的婴儿头部还没发育完，万一发生碰撞，后果会很严重。世界权威汽车碰撞机构的数据表明，汽车时速在50公里时发生碰撞，一名体重10公斤的儿童瞬间会产生300公斤左右的冲击力，可以想见，刚出生的3公斤左右的婴儿瞬间产生的冲击力也不会很小。这种情况下，没有人能抱得住孩子。另外，也不要抱着孩子坐在副驾驶的位置上，万一发生碰撞，弹出的安全气囊对于稚嫩的婴幼儿来说堪称"致命一击"，安全气囊对孩子来说一点都不安全。

我是三个孩子的母亲，在中国、美国都生过孩子。相比来说，在美国生宝宝很人性化，但是也有两个缺点，一是美国医生太大牌了，全程陪伴的都是护士，医生只会在最后才来；二是产后医院提供的冰激凌比较不适合中国人的胃，相比之下，还是妈妈煮的鸡汤更好。我还是更喜欢在中国的合资医院生孩子的体验。

第十六章

公立大医院好还是外资医院好？

> 最佳的选择就是费用适中、服务又好的合资医院。合资医院的服务系统是完整的，其中包括工作态度、人文关怀、心理疏导等方面。

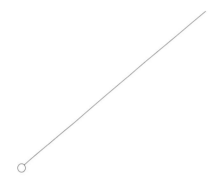

认识熟人就行?

在凤凰卫视做主持人的好朋友比我早一年做母亲。所以当时有很多怀孕生产的问题,我就问她。她的小孩是在北京一家妇产医院生的。她说认识里面一位很有名的医生,也早早预订好了床位,不至于等在楼道里。可是后来,医院却通知她说孩子预产期那天所预订的房间被一位领导占了,她只得提前两个星期在有病房的日子里去做剖宫产。可想而知,公立医院资源多么奇缺。要想要好的服务,先得拼爹。

我怀第二和第三个孩子的时候,人都在上海。热心的朋友说上海的"红房子""宋庆龄妇幼"都有认识的医生可以介绍。我试着打电话过去前台询问,接待人员说不可以参观,并且中午还休息,这些知名的大医院还有点衙门作风。一位朋友在北京最著名的某公立医院生产，说整个生产过程，医院不让产妇出声。还有朋友也在这家医院生产，老公一直在产房外面干着急等着却不让进，她自己孤零零地在里面受疼，护士说："你条件挺好，自己使劲。"结果她在宫缩疼痛中煎熬了 28 个小时。在深圳最好的公立医院生产的一位女友告诉我："我疼得直叫的时候，那护士骂我，干那事你怎么不嫌疼？"这话恶毒得不能想象。还有一位广州女友说，她生完孩子，正好中午吃饭，身边一个人影都没有，医生护士都休息去了。想打个电话给家人，也动不了。后来病房紧张，下午就被放在楼道里了。虽然上海在医院工作的亲戚说要介绍个最好的、有"妇科第一把刀"之称的产科医生给我，不仅医术高，生产费用还便宜。但是，各种朋友给我讲了知名大医院生产的经历让我最后决定，要去外资医院生产。

公立大医院的资源紧张，工作人员的态度难免生硬，对于细节也会疏漏不周。中国的私立医院确实还有不少是靠偏方小广告起家的"莆田系"开的，有时还会起个非常时尚的名字。因此很多国人都认为中国的私立医院不靠谱，宁愿去受公立医院的挤和骂，也都认定公立医院的医生水平高一些。

因为我先生在美国公司工作的时候，我们拥有的保险可以去公立医院的贵宾门诊或美国保险认可的一些私立医院就诊，这些医院有合资的，有台资的，等等。这让我们发现，其实很多合资医院非常靠谱，有很多好医生。所谓外资医院，也就是开放外资进入妇幼范围的医院。他们有的将门诊设在酒店里,有的租用公立医院的楼层。这些被美国保险认可的合资医院是我的首选。标准非常简单,医生的技术和态度以及对病人的关心程度都是它业务水平的一部分。这就是如何选择医院——看它的服务系统是否有完整性。

北京、上海的合资医院有哪些?

因为我的父母在北京,我人在上海生活,我就北京、上海两地考察。北京我参观的有美华妇产、美中宜和、和睦家。上海我参观的是百汇医院(上海瑞金医院与美国医院的合资医院,在新天地的淡水路上)和当时还坐落在丁香路的美华妇产。总体来说,北京交通堵塞,而且医院离我家都相对较远,我害怕去医院时堵在路上,所以决定在上海生产。我的父母也支持我,专门飞到上海来。

合资医院的服务系统是完整的,其中包括工作态度、人文关怀、心理疏导等方面。公立知名大医院医疗设施好,但人文心理服务欠缺太多,很多人认为,公立知名大医院医生水平高,而国内的众多私立医院医生资质水平鱼龙混杂,难以判别。我想说的是,因为只选国际保险首肯的医院,所以可以非常幸运地躲过"莆田系"医院。十几年前在东莞看到医院大门口挂着横幅,明码标价"堕胎99元"。当初还很奇怪,以为都是便民服务,后来才知道这都是"莆田系"。世界著名的保险公司都很大，所以他们首肯和指定的医院一定不会错。否则光是诉讼纠纷，他们就要应付无穷无尽的各种费用。我去的这些合资医院大部分医生都是从外国聘用来的，非常有经验和职业道德。而且这种外资医院也重视投诉，如果医生耍大牌，对病人态度不好，医院会进行严肃处理。记得在某个合资医院看皮肤时，我就遇到过一位香港医生。顾左右而言他，特不靠谱。说了几分钟的话来打发我，然后门诊费1300多块。虽然我先生的公司报销医疗费，但是这并不是钱的问题，这是敷衍的问题。这要是在公立医院，我们恐怕只有忍气吞声了。但在私立医院，大家可以投诉。那位香港医生是不是有问题很难说，但是抱有"内地人多钱好挣，人也好打发"的心态是有的。投诉就像投票权一样重要，是一种威慑，让病人不再是乙方。而公立医院越大，越要求人看脸色，这基本上都是默认值。如果遇到一个态度好的医生，恨不得有种中了彩票的感觉，使劲谢。所以我判断，今后资源分配合理的情况下，好的私立医院一定会在国内壮大起来，而公立医院也可能因为服务而衰落，美国也走过同样的路。

上海美华妇产医院，我第一次去，就决定在这里生孩子。美华，说的不就是我这样有着中美两国经历的人吗！第一，感觉价值观很认同。它不像和睦家或其他私立医院，里面都有公立医院的医生来兼职。美华妇产最优越的地方是它用的都是自己的医生。很多是留美的，用他们留美的经验传授新的医生。第二，美华坐落在有梧桐树的华山路上，离我当时在静安区的家很近。每次去，窗外都是非常舒适的美景。美华医院的特点就是人性化。它的门诊当时在美丽的丁香公寓,这里为访客准备了咖啡、牛奶和停车证。并且,医院也考虑到生二胎的妈妈们,专门设立了一个给大孩子玩的角落。整个医院的环境安静而友好。病房的层高非常高,宽敞,舒适度不输于美国医院。但归根结底在这里我找到了一位好医生。说实话,选医院的关键是选医生。我真的很庆幸这点。

遇到中西合璧的医生

我选的医生叫陈磊博士。他是美籍华人,具有美国妇产专科资格,并持有纽约州及宾西法尼亚州注册执照。在美行医很不容易,首先,美国要求医生是要医学博士毕业;其次,医生实习很多年才能成为真正意义上的医生。陈磊医生英文流利,但不是那种长在国外的"香蕉人"。香蕉人一般都不懂中医,而他的母亲就是广东某医院的负责人,出生于中国的医生世家。

比如我怀老三到八个月时,孩子体重已经不轻了。怎么办?他教我喝玉米须水和吃西瓜,以此保持体重不再增加,这可都是中医的老办法。结果两个星期后我去检查,体重不但没有增加,反而减少了,就这样一直持续到孩子出生。吃西餐时,他教我吃比萨饼的上面的topping,也就是比萨上的装饰配料,以及多吃牛肉来控制体重。

当然，大多时候，他还是跟我讲西医。我是那么一个喜欢问问题的人，但是他从不厌倦。从药理、营养成分、化学成分来仔细讲叶酸、维他命以及麻醉剂等任何我提出的问题。我喜欢他的价值体系，耐心的态度和中西合璧的知识面。

我在生第二个孩子的时候，不像在美国，一直是助产士在身边。美国医生很大牌，和中国三甲医院医生一样拽，很久才过来。而陈磊医生从一开始就来到了产房，后来果断帮我破水、催产。从进医院到孩子出生，一共只花了 4 个小时，而我在美国生第一胎时用了 19 个小时。

在国内真的比在美国生产还好？

生完孩子后，我和陈磊医生也就失去了联系。结果没想到，时隔两年多，我又怀了老三。而此时陈磊医生已经不在上海美华妇产工作了，我辗转在网上查到他去了上海的瑞金合资医院——百汇，于是我就转到了百汇，尽管这里比美华费用贵不少。第三个孩子，我选择了剖宫产，陈磊医生还为我取出了一颗子宫肌瘤。而这次，我还真的择日了，老三和孔子的生日是同一天。

剖宫产只用了半个小时，孩子就出生了。

我真的觉得找个男医生接生是个不错的选择呢！有体力，有魄力，还特麻利。

我这些年听说有海外华人专门来到北京、上海的美华妇产来生孩子。因为这里是美国理念，中西合璧，同时更考虑到亚洲的人感受，比美国更舒适，请人照顾也相对便宜，保险还能负担。两边一比，还真是中国的合资医院好呢。

省钱的建议

现在越来越多的孕妇选择好的医院生产，我建议大家尽早买保险，不少保险可以报销大部分生产费用。

另外明星花二十几万生孩子的这些新闻听听就行。这些费用高出公立医院的十几倍，没有必要跟进。连美国朋友听了都咋舌说："为什么？"因为这些高收费反映的是那些产后护理和医院收费的理念：一切向钱看。

最佳的选择就是费用适中、服务又好的合资医院。因为公立医院的服务欠缺，以后国内必定大力推进私立医院，即民营医院。而私立医院中，人们分清了莆田系和有先进海外理念的合资医院，这些合资医院一定是最受热捧的。想当年，协和医院就是洛克菲勒基金会创办的。目前为止，我通过亲身经验觉得服务最好的就是美华妇产（American-Sino），美国私人医生理念，用自己培养的医生，不乱收费。在中国医疗界，有这么一块净土，真的不容易。我也算是先知先觉吧。不过比我聪明的人有的是，听说美华妇产已得到IDG、云峰资本的投资。人家投资人盯着中国二胎政策的出炉，知道好的私立医院将有爆发性的成长。而我是这两年才进入投资领域。

第十七章

为什么要母乳喂养?

母乳的益处除了营养,还在于它能帮助孩子增强抵抗力,因为母乳里有抗体。但是最重要的是,通过怀抱哺乳能向婴儿传达爱,人类之自然的爱。

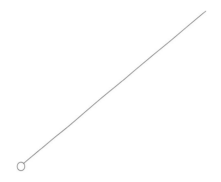

母乳 VS 奶粉喂养

陈磊医生告诉我:"不要担心母乳的营养不够。奶粉的营养有时会造成过度营养,超过人类的需要。"

母乳最珍贵的特点在于它可以将母亲身上的抗体直接带给孩子,预防孩子发生呼吸道等疾病。并且母乳喂养的孩子也不容易发胖。美国《糖尿病》杂志上发表的东京医科齿科大学的一份研究表明,母乳中含有丰富的特定脂质,利用母乳喂养孩子,能帮助孩子在幼儿时期激活体内燃烧脂肪的基因,因此与非母乳喂养的孩子相比,母乳喂养的孩子长大后不容易产生肥胖,也不容易得糖尿病。而且通过母乳,孩子和母亲在一起的时间会增多,会产生一种连接(bonding)。

因此从一开始，我就下定决心一定要喂孩子母乳。

多吸吮

在美国生老大前，我已经参加了催奶（lactation）的课程，教我如何正确的吸奶，挤奶。生完孩子，护士也会过来，护士强调的就是"一定要吸"！有些人有错误观念，我的奶不多，吃了就没了，再挤出去倒掉多可惜呀！而事实上，母乳量是由供需关系决定的，越吸越多。需求越多，奶就越多，不可能越省越多。另外，催奶课还教了一些吸奶的姿势等，这对生产完的妈妈们帮助极大。

亚洲女性奶来得慢

但是，我不是孩子一出生就有奶。根据个体体质的不同，出奶的时间也相应不同，有先后之分。亚洲女性出奶的时间比其他人种要晚，有可能四天才来，要耐心等待。等待期间，医生就用一根小细管，一头绑在我的乳头上，一头是奶瓶，让孩子一边吸我的奶头，一边把奶粉喝进去。"初乳"很少，要不停地吸、吸、吸，慢慢地白色的"琼浆"才会出来，后来你会发现奶越来越多了。我发现自己吃流食，如喝木瓜汤，吃醪糟（甜米酒），容易催奶，而且这样的食物也很好吃。当然了少不了的还有古老中国的催奶圣品——鲫鱼汤。

母乳喂养宝宝不需要喝水

我是母乳喂养，美国医生说，头四个月不要给孩子喂水，母乳里面有足够的水分。但是后来孩子嘴上干燥起皮了，我问医生可以喂水吗？他说不需要，嘴上的皮会自动脱落掉，喝水其实反倒会给孩子身体增加负担。所以三个孩子我都是头六个月纯母乳喂养，乳汁充足。

吸奶器，职业女性的必备品

生完孩子，吸奶器就成为我最好的朋友，刚生产完的几天里，乳房会时不时地胀痛，要把奶及时吸出来，这样才能保持乳管的畅通。美国的医生建议买150美金以上的电动吸奶器，70美金以下的就不用考虑了。好的吸奶器能模仿小孩子吮吸乳头的感觉，不会伤害到你的乳头，也不会伤害到你的乳管，对乳房有一定的保护作用。

吸奶器是任何一个职场母亲都必备的用品。生老大之前，我在做美国时代华纳公司一家时尚杂志进入中国的引进工作。孩子刚出生三个月，我就要出差去纽约一周。对任何一个母亲来说，离开小婴儿这么长时间都是很痛苦的。我自打知道要出差，每天就开始挤奶，并把奶用密封的塑料袋装好，标明日期，放在冰柜里。这是孕期课程上就教过的知识，冻奶可以保存三个月，奶汁的蛋白质等营养成分也不会流失。要喝的时候，可用温奶器稍稍温热，即可装入奶瓶里喂给宝宝了。孩子一天喝八次奶，一周我准备了六十袋冻奶给孩子。

喂母乳幸福而艰辛

喂养三个孩子中，我遇到的第一个坎儿就是刚才说的出国，我用吸奶器吸出六十袋奶。因为吸出了太多奶，后来乳房肿胀得了乳腺炎，整个人发起了高烧。这时要吃药，所以只能把有药的奶吸出来倒掉，不能给孩子吃。

后来遇到孩子长牙，他的小尖牙把我的奶头咬破了，我当场大叫。他吃惊地看着我，一定是吓坏了，然后好像知道错了一样讪讪地冲我笑，讨好的那种笑。还不到十个月，却都懂情感交流了。我一点也没生气，找到美国 Lansinoh 羊毛脂乳头保护霜擦在自己的乳头上。这款乳头保护霜使用的是目前世界上最纯净的羊毛脂，把它抹在乳头上对缓解疼痛有立竿见影的效果，而且孩子还可以继续吃奶。同时，它还可以用来缓解嘴唇干裂、尿布红疹等，是家中必备良品。

哺乳期间如何运动

可以说没有人在母乳喂养的过程中是一帆风顺的。而且当"波霸"一点也不好玩，做任何运动都不方便。后来我终于发现了一个不用慢跑、不用压抑胸部，但是可以出汗的运动——那就是高尔夫。老天有眼，那时我人在深圳生活，高尔夫和捏脚是那里的两大产业。我又正好住在高尔夫球场旁边，家人坐在客厅里就可以看到我挥杆的动作。母乳期间，我干成了一件事——从沙河高尔夫学院毕业。又掌握了一门技能，还能减肥，同时又对母乳没有影响，也算一举三得。

要身材还是要母乳？

一个能正确摄取营养的健康妈妈，她的乳汁是非常自然健康且适合婴儿大脑发育的。母乳的益处除了营养，还在于它能帮助孩子增强抵抗力，因为母乳里有抗体。但最重要的是，通过怀抱哺乳能向婴儿传达爱，人类之自然的爱。作为一个职业女性，我生了三个孩子，都能坚持给每个孩子喝六个月纯母乳，每个孩子喂养一年，最长的一个达 14 个月。我不赞成一些女性为了身材或者嫌麻烦而不去给孩子喂母乳，我们人类还是要遵从大自然的规律与它赐予女性的天职。

产后篇

Annie Wang　美式生孩子，中式坐月子　中美育儿体验记

第十八章

新父母的焦虑——如何将一个人类养大？

老舍先生在《有了小孩以后》中说:"在没有小孩的时候,一个人的世界还是未曾发现美洲的时候的。小孩是科仑布,把人带到新大陆去。"

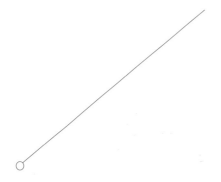

既来之,则安之

生完孩子,在医院有各种专业人士陪伴,他们提供所有的帮助,我一点也不觉得紧张。而且宝宝对医院的环境也已经逐渐适应。而真正的问题即将到来,那就是回家以后。

出院时,我给宝宝穿上自己买的衣服,然后放在小车座上,开车就走了。

回了家,只剩下我和先生脸对脸,然后意识到家里突然多了一个小宝贝。怎么把一个人类养大?我面对的不仅是产后的种种身体不适,还有一个既哲学又责任重大的现实问题。这个问题你每分每秒都要面对。而我从小到大,连宠物都没怎么养过,因此更是有些手足无措。

我说过，自己不爱做计划，一直活得即兴随意。不像有的人，对自己设立规划——五年要做到公司经理，十年做到副总级别，三十岁要结婚，四十岁要退休等。我生孩子都是事先没有计划的，一切都是随缘，跟着大自然的节奏走。我以前的思维是，当你有了计划，就有了期望，就没有那种未知带来的惊喜感（unexpected pleasure）。目的性太强容易失望，既然倾向了自然主义，如今也只能既来之，则安之。

小宝贝的下马威

小宝贝在我和先生既迷茫又手忙脚乱的时候，给我们来了个下马威。回家闻到他拉臭臭了，孩子爸爸开始尝试独立换尿布。打开纸尿裤的一瞬间，宝宝喷射了一泡尿，一下浇在他爸爸的脸上。这时正想去擦脸，宝宝又拉出很多臭臭，只有先给他清洁，换清爽之后才能顾得上自己。而我也要拖着疼痛的身体起来把同时被尿湿的被子换洗掉。

"看来，以后要多跟屎尿打交道了。"我心想。

相信每一对父母都有这样或那样窘迫的经历。

神经紧张、精神过敏

第一次为人父母时多会很紧张，甚至精神过敏。面对宝宝，永远都有不可预知的事情需要面对，心悬在那里，担惊受怕，连觉都睡不安稳。睡觉时再也不能随心所欲地换睡姿，怕一不小心压到孩子，也害怕孩子睡觉时乱动从床上摔下去。有时候孩子一拉大便，我就赶快要换尿布，生怕孩子屁股潮湿长了红疹。结果换得太勤了，有时打开尿布，孩子还没拉完。还有的时候，孩子不吃奶，我就担心他是不是肠胃出了问题。吃完奶要帮助宝宝打嗝，有的家长是轻拍宝宝的后背，有的家长是弹宝宝的脚底，但有时宝宝就是拍不出嗝，这么个小事也会让初为父母的家长纠结半天。孩子头一个月，我每天还要查宝宝的屎尿好几遍，担心怎么还没有拉，计算着一天拉了几次，是什么颜色，臭不臭，稀不稀，正常不正常……完全处于一种高度精神紧张的状态，怕他出任何问题。

最不忍心听到的就是小宝宝的哭声，特别揪心难过。慢慢地，时间长了，母亲和孩子就会建立心电感应，就能逐渐听懂宝宝的哭声。有时候是饿了，有时候是尿了、拉屁屁了。但宝宝偶尔也会没有任何缘由地哭，也许他只是想练习一下肺活量吧，但宝宝哭的时候特别难挨，更容易紧张。

相比来说，新生儿的父亲总会比母亲放松些。有时孩子父亲喜欢抱着宝宝转悠，还把宝宝举过头顶逗着玩。这些对母亲来说，都是放松时刻。

疯狂购物

老舍先生在《有了小孩以后》中说："在没有小孩的时候，一个人的世界还是未曾发现美洲的时候的。小孩是科仑布，把人带到新大陆去。"精神紧张的母亲也发现了购物的新大陆，会开始为了孩子疯狂购物，需要的、不需要的恨不得都买回来给他，其实有时候会买回一堆没有用的东西。比如国内很多孕妇会买防辐射服、生完孩子后计划要用的研磨碗、兜尿布用的尿裤、磨牙用的牙胶、安抚奶嘴、喂药器、小手套、定型枕等，要么不实用、不好用，要么就是用一两次就不用了。

其实，中国传统上有"新生儿穿旧衣服好养大"的说法，有一定的科学道理，二手衣物经过多次洗涤，化学残留物基本已经没有了，而且变得柔软舒适，更适合婴儿娇嫩的肌肤。另外哈佛大学的一项研究发现表明，使用旧婴儿床的宝宝变成过敏儿的概率会降低。因此只要适度清洁，给宝宝穿旧衣、睡旧婴儿床其实既环保又健康。不过当孩子逐渐成长有了审美意识的时候，就不要光考虑舒适度了。许戈辉、熊晓鸽的孩子跟我家的老大差不多大，我们互换他们的衣服。之后我也热衷于把二手小衣服、玩具送给需要的朋友。这是一种良性循环，孩子在分享的文化中长大。

剪指甲很惊心动魄

别看婴儿那么小,他们的指甲长得却很快,快得有点疯狂。第一次给宝宝剪指甲,是很惊心动魄、提心吊胆的。他的手那么嫩,那么小,他的指甲那么软!几乎每次我都得屏息凝神,才能完成这不可能完成的任务。

因为婴儿指甲长得快,有人建议给小孩子戴手套,避免婴儿抓伤自己的脸蛋。在美国我也买到了宝宝的手套,但是直觉告诉我还是应该多给宝宝剪指甲。如果小宝宝带上手套,他对外界的感知就不一样了,他的自由也被限制了。建议大家可以去买小宝宝专用的指甲刀,有的还带有放大镜,既安全又实用。另外建议在宝宝睡着的时候剪,这个时候比较容易一些。

当父母的,因为紧张,也就易感。每当夜深人静,看着孩子熟睡的美丽小脸蛋,因为那种温柔和成长的一点一滴的不易,我的眼泪就会流下。初为人母,你的生命里突然多了这么一个人,多么不可思议。

不过,现在回过头看,我们做父母的一开始都把孩子看得太金贵,跟个瓷娃娃似的那么小心,自己人累心累,连带孩子也活在一种紧张的气氛当中,这样,孩子在成长的过程中难免因为受到过度保护而缩手缩脚,对外界事物的好奇心和热忱也会降低。因为有了经验,我后来抚养老二、老三时的心态就很平和。寻常的磕磕碰碰根本就不算个事。比如,曾经让我紧张的——孩子出生被吸出来的,脑袋像冰激凌筒一样长;还有孩子从床上掉下来等,都不是大事。新生儿的生命力强大而旺盛,虽然他们的抵抗力不如成年人,但是他们受到伤害愈合的速度却比我们要快得多,我们要尊敬自然规律。

第十九章

坐月子坐出乐趣

在中国坐月子有点像当蚁后。一堆人——工蚁、雄蚁为你服务，你不用动，挺着大肚子，但你责任重大。

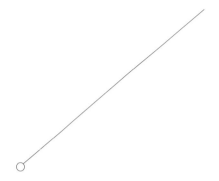

坐月子？做月子？

　　坐月子的"坐"在英文里有个非常适合的翻译"sitting in"。还记得1969年3月尚在蜜月期的披头士主唱约翰·列侬与小野洋子为反越战发起了著名的"床上静坐运动",这对新婚夫妇在床上待了整整七天,用这种行为艺术的方式反对战争和暴力。列侬在他的回忆录《列侬回忆》中写道:"我们只是穿着睡袍、坐在那边说:'世界和平,弟兄们(Peace,brother)'就是这样。"之后他们在蒙特利尔举行了第二次床上静坐运动,列侬在房间内与支持者一起合唱了他写的新歌,用简单设备现场录下来,并在七天后发行——《给和平一个机会》。两个月后,华盛顿纪念碑前举行了一场五十万人的大规模反战游行,全场高声合唱这首歌——《给和平一个机会》。

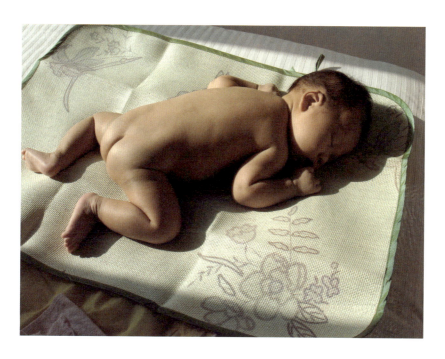
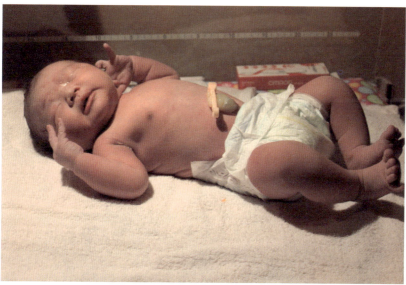

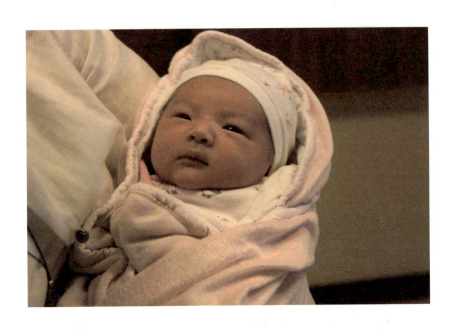

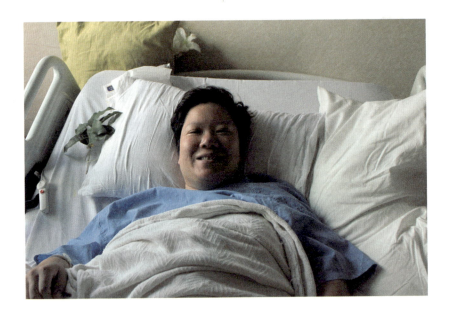

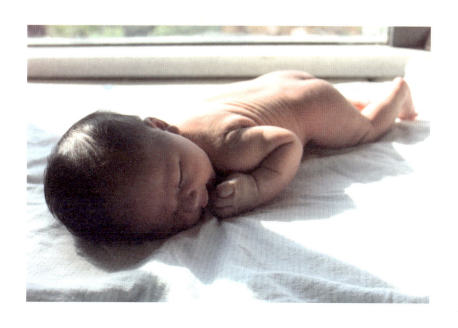

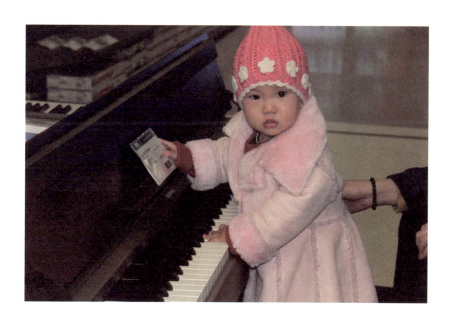

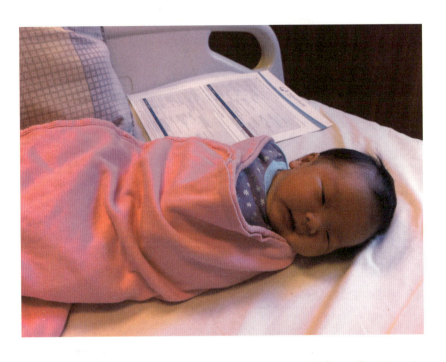

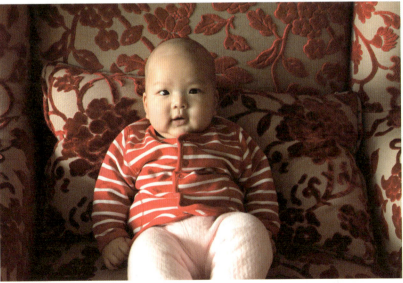

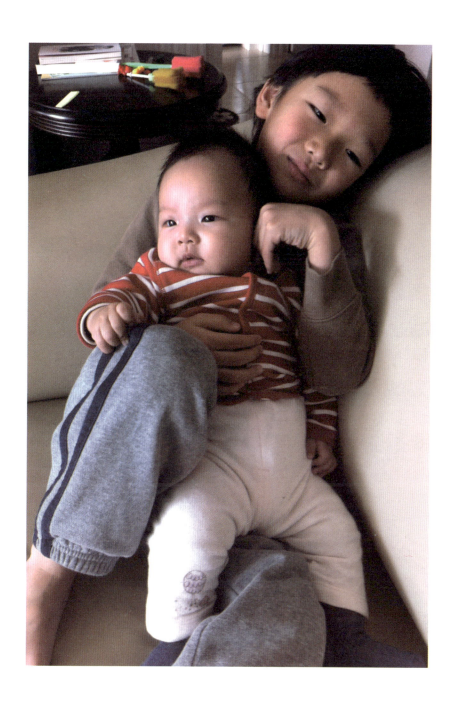

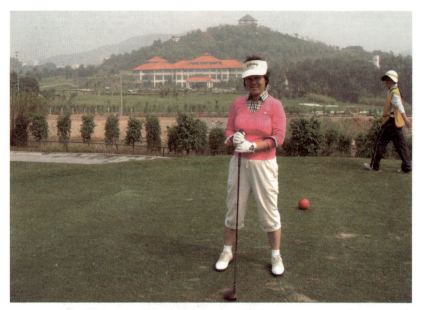

产后哺乳期间可以考虑打高尔夫

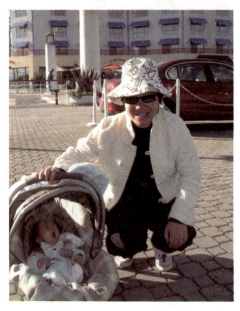

老老实实在家坐了三十天月子。一出月子就带着孩子出来晒太阳。

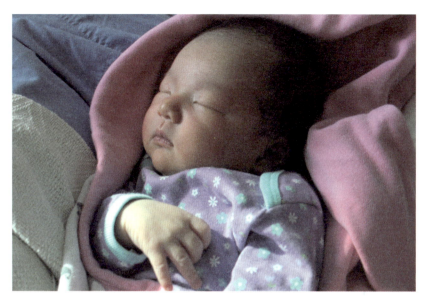

给宝宝剪指甲是个高难度的技术活

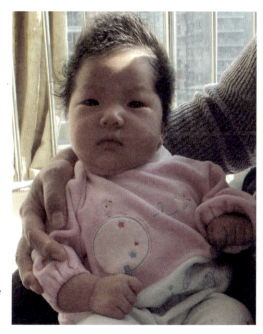

女儿出生后头发很多。长到五六岁喜欢留长发了。

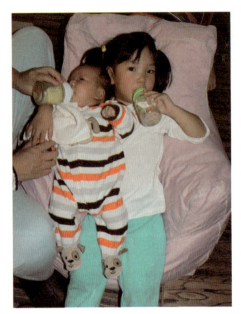

小婴儿的眼里只有妈妈

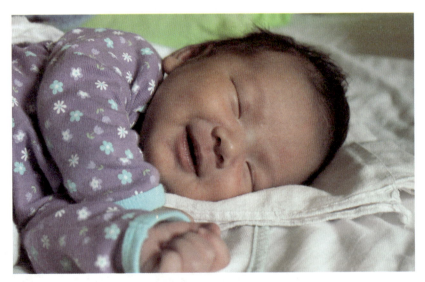

一会儿哭一会儿笑,一会儿猫一会儿狗。

约翰·列侬与小野洋子所做的这种静坐抗议，英文就是"sitting in"。所以从字面上大家可以理解为什么是"坐"月子，而不是"做"月子。不知约翰·列侬与小野洋子是否是从中国的"坐月子"中找到抗议方式的灵感的呢？

当然这是笑话。笑话归笑话，但是长期静坐是很不舒服的事情。在中国坐月子有点像当蚁后。一堆人——工蚁、雄蚁为你服务，你不用动，挺着大肚子，但你责任重大。而且被剥夺了很多自由，被软禁起来，所以要学会"在黄连树上唱山歌"来苦中作乐。

坐月子怎么坐，争议很大。很多婆媳关系、家庭矛盾就此爆发。如果是跨国婚姻，就更是麻烦，甚至会成为点燃离婚的导火线，因为很多西方国家根本就没有坐月子这个说法。当年演员宁静刚生完儿子雷纳的时候，美国丈夫保罗对宁静在月子里的需求很不理解，他不让宁静喝鸡汤，也阻止宁静吃鲶鱼炖茄子，但却要求宁静吃美国的维生素。宁静不买账，文化差异导致两个人之间的关系越来越紧张。其实中国传统文化认为，坐月子是女性一生中改善体质的最佳良机，甚至前一次没有坐好月子，落下些病根，生二胎再坐月子时，能有机会让你好好调理，可以恢复如初。

要不要坐月子？

按照美国生孩子的做法，没有坐月子的概念。那么，为什么中国人要坐月子呢？在你怀孕的时候，子宫被胎儿撑大，内脏也被胎儿压迫变形。婴儿出生后，子宫成为真空状态，内脏不再受压而变为松垮状态，原本内脏有收缩回到原来的本能，坐好月子肌肉组织就会有机会恢复到原来的弹性，内脏不再下垂，体重也可以恢复到原状。中国文化认为女人不坐月子容易衰老，这就经常让大家联想起俄罗斯大妈、美国大妈的身材吧。

我觉得坐月子是中国的一种文化习俗。中国女人真的没有了这个待遇，而是去吃冰激凌、生完孩子俩星期后正常上班工作，恐怕也不愿意。西方人产后可能靠后期锻炼，但是这绝对需要毅力。中国则讲究食补和静养。其实减肥无非也是营养或从锻炼入手。

我觉得月子餐是有医学根据的，而且生完孩子的头两周卧床静养防止内脏下垂很重要。坐月子的三大要素看你能做到多少：第一，是不喝一般的水，这一点就难住了所有人；第二，安静睡足十小时，获得充分休息，同时也确保内脏在休息时恢复，防止下垂，千万不要认为自己走来走去没事；第三，注意空调风和寒气，根据四季的气候，必要时戴帽子、围巾、手套，穿长袜以抵挡寒气。

坐月子不得不提的几件事

中国坐月子最大的重头戏是饮食，有几个重点需要注意：要滴水不沾，不要吃盐，温和热补，阶段食补。有人会说做饭做汤没有水怎么做？吃东西不放盐没味道怎么吃得下去？要知道产后全身细胞都是松弛状态，一定质量的水分进入体内，水分子会扩散，破坏细胞产后收缩的本能，造成内脏下垂的水桶肚体形。而盐分也是吸收水分的，聚集留在体内，加快了身体对水分子的吸收，加重了水分子对细胞收缩的阻碍。那么月子期间所有饮料、主食、蔬菜、炖汤用什么水？答案是米酒水。我所说的米酒水不是普通的酒酿，而是指任何蒸馏米酒三瓶浓缩成一瓶的液体。月子期间所有的料理都用米酒水来做。

说得再细一点就是水分子之间有凝聚力，米酒水分子不容易凝聚，而且米酒本身有活血化瘀的作用，不容易在局部组织细胞中凝聚。中医说脾胃运动主要是化食，水分多会增加脾胃负担，减弱化食功能，会使产生的水分停留在中下焦（中焦为肚脐以上，下焦为肚脐以下），更何况产后脾胃本身就弱。

温和热补不是不补，而是缓补，爆锅时选用老姜和低温榨取的胡麻油，爆焦不油腻。阶段性食补严禁产后大吃大喝。第一周以代谢排毒食材为主；

第二周以收缩子宫食材为主；第三周才开始进补，过早吃养分高的食物将会无法代谢，导致养分跑到荷尔蒙旺盛的地方，造成肥胖和其他症状。

我三次坐月子的经历

老大是我在美国生的，当时没有所谓的月子中心。整个月子，我先生一人照顾我和宝宝，没有帮手。但是我们订购了台湾广和月子餐，每天早上将一天五顿的餐食送到我家。坐月子期间，先生还把美国空了几年的房子重新漆了一遍，连带修剪树枝，整理院子都不耽误。没有家人帮忙，就我们俩，多亏了月子餐服务。

月子餐讲究少食多餐，主要食材有米酒、腰肝、麻油、红豆汤、紫米等，整个食谱就是一本书，每一个食物原材料都起着不同的作用，比如说糯米虽有促进肠子蠕动的作用，但不易消化，所以要适量。

老二是在上海美华生的，这次我还是选择了广和月子餐，不同的是这次不是配餐，而是购买了它的基本原材料，比如月子米酒水、胡麻油、药膳配好的食包、含中药的月子饮料包等。其他食材如腰子、猪肝、鱼、薏米、紫米等每天有阿姨现买现做。

老三也在上海由同一个医生做剖宫产生的，老公更是兴致满满，除了订购月子米酒水，还有当归、川芎、杜仲、观音串、荔枝壳、何首乌等一大堆各种药材。不仅如此，还专门买了能准确称重到几克几钱的电子秤，自己配药膳包，配料，配食材，配餐，指导阿姨做月子餐。的确一整个月子坐下来，体重和自己怀孕前一样。十公斤就这样消失了，真神奇。难怪老公向朋友、同事到处传授伺候坐月子的经验，丝毫没有掩饰，也许这个比工作的成就感更伟大？

洗澡与神秘的"脚后跟"

中国很多东西因为缺乏科学依据的支持，所以让人半信半疑，但是有些东西又让人"宁可信其有，不可信其无"。我家里铺的是地毯，当时没在意，就没有穿包脚后跟的月子鞋，感觉凉气由此就渗进来了。做完月子后，我的脚后跟真的会有感觉，所以一定要穿那种包住整个脚的月子鞋。当然我相信，这个通过锻炼，应该都可以恢复。

生完孩子之后，我出了很多汗，我采取的是美国办法，热了就洗，当然要用比较热的水，头发也要用吹风机的热风吹干。然后按照中国传统，穿了长衣长袖的衣服裤子和厚袜子布鞋，有时阳光好没有风的日子，也到外面晒太阳，走路，散步。措施得当，所以并没有产生什么其他反应。

回想这些经历，没有感到什么忧郁、艰难的感觉，反而一次比一次轻松，也是个乐趣。用中国传统习俗科学保养，用美国理念强健身体，我看各有各的好处，中西方融合，根据自身的需要各取精华。

第二十章

孩子睡平头还是睡圆头？

睡平头和睡圆头是中美审美不一样吗？美国人对头颅的美感是非常讲究的。就像他们对牙齿洁白整齐的痴迷一样。

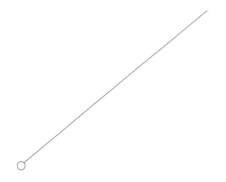

审美差异

　　孩子长到一岁多,我带着孩子出来散步,一对东北夫妇心直口快:"你家小子可俊了。就是咋睡了个南北头?有点白瞎不是?我们那旮旯都讲究睡成平头。后脑勺越平越漂亮!"

　　啥叫南北头?其实就是圆头呗。我儿子一出生,我在美国的公婆就要求我把孩子侧睡,并且不断翻身。每晚换边睡,这样孩子的头睡得很均衡,很圆。我先生也说:"现在流行小瘦脸。孩子侧睡很好!"他甚至让宝宝趴着睡。他的肚子贴在床上,睡得格外香。

　　我虽然愿意听他们的意见,但是我对趴着睡有些不放心。因为当时是第一次怀孕,所以严格按照书里来。书上说,孩子趴着睡,如果鼻子堵上了,有窒息的危险。但是我先生说:"孩子们都聪明着呢,知道换姿势。"他一般都会让宝宝趴着,然后把头侧放,比我大胆。

就这样,老大、老二头几个月都是侧睡和趴着睡轮流着来。

美国治疗平头症

记得有一次去美国小儿科医生那里给孩子检查身体。我看到一个小孩子头上给套上了一个头盔。我问医生这是怎么回事,医生说,这个孩子老躺着睡,后脑勺睡平了。得了 plagiocephaly,也就是"平头症"。用这个头盔可以扳回来。

睡平头和睡圆头是中美审美的不同吗?还是说对健康有影响?有人说睡了圆头不容易得颈椎病,对颈部肌肉好。还有人说头型与智力有关,当然也有人说无关。

曾经的西方颅相学

19世纪很多西方人热衷于研究一种科学,叫作"颅相学"(Phrenology)。但是很多人说颅相学伪科学成分较多。不然马云那么聪明又怎么解释?所以,睡平头和睡圆头真的只是一种外表的差异而已。

但是美国人对头颅的美感是非常讲究的。就像他们对牙齿洁白整齐的痴迷一样。小儿科医生讲究孩子要睡圆脑袋,不能有哪里平了,哪里凸了,更不能往一边歪,一定要对称。甚至有个非常美好的英文词"well-rounded",就是这个来历。Well-rounded有思考周密、多才多艺的意思。

第二十一章

孩子多爬晚走的必要性

孩子越早走路越好吗?事实上"七坐八爬,一岁学走",宝宝有自己的生长发育规律,就像大自然有大自然的自然流。

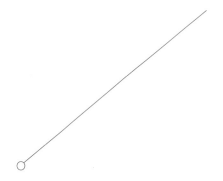

孩子越早学会走路越好吗?

人们有了孩子以后,总会不自觉地将自己的孩子和别人的孩子进行比较。谁先长牙啦?谁先会走路了?……几家宝宝聚在一起,有家长就很骄傲地说:"我家孩子十个月就会走路了!""我家孩子根本没爬,就直接会走了。"而那些孩子走路比较晚的,家长就着急起来,是不是我的孩子缺钙啊?我的孩子怎么回事呢?往往有些热心的大妈就会告诉她们,你们的小孩不会走是因为骨骼不够强壮,无法站立,你们要给孩子补钙。于是这些父母立刻有种压力扑面而来。

孩子真的是越早走路越好吗?事实上"七坐八爬,一岁学走",宝宝有自己的生长发育规律,就像大自然有大自然的自然流。各种科学的理论依据早就证明，爬行对孩子的大脑发育以及平衡起着至关重要的作用。过早让宝宝学会走路，有点像揠苗助长，对宝宝的身体和大脑发育都很不利。

爬行为什么重要？

在很多家长的传统印象里，爬行比较脏也比较难管理，而且爬行的样子也很原始。但是爬行对孩子身体发育至关重要。美国儿科职业治疗师安妮·扎克里博士认为，爬行对婴儿的力量和活动能力、平衡和协调能力、大脑和小脑的发育以及情感发展有着很好的促进作用。

作为一种强身健体的运动方式，爬行不要说对宝宝，就是对大人都是有好处的。华佗编创的"五禽戏"中就有很多模仿老虎和鹿的爬行动作。现代医学证明"五禽戏"能提高心肺功能，锻炼神经系统，增强消化功能，促进营养吸收。对宝宝而言，爬行更是提升了四肢的协调和眼睛耳朵的配合能力。

我们家老大出生几个月后，我就买了婴儿爬行垫，在家里腾出了很大一块地方，布置了活动空间，让宝宝可以在里面"摸爬滚打"。包括之后出生的老二和老三，我都非常刻意地让他们爬了很长时间。那时，爸爸下班回来，宝宝会以最快的速度爬到门口迎接爸爸，爸爸则高兴地抱起宝宝转圈。那是特别有镜头感的一个场面。对于孩子学习走路，我并不着急，孩子过了一岁，或者是十三个月至十四个月的时候，很快就学会了走路，并且走得又快又稳。

我在宝宝爬行玩耍的时候，会把他喜欢的玩具放在离他不远的地方逗引他，有的色彩鲜艳，能刺激他的视力，有的声音悦耳，能刺激他的听力。就像抓周一样，他总是会在左顾右盼之后，朝着他最感兴趣的那个玩具爬去。时间久了，宝宝的四肢变得越来越强壮，耳朵和眼睛也极其灵活。我还带着孩子经常参加小区里举行的宝宝爬行比赛。孩子在比赛场地里爬行，呆萌可爱，爬的特别快。

随着宝宝的成长，爬行的好处也在不断地显现。为了支撑自己的体重，宝宝的手掌、手腕、手肘、肩膀等都会得到强化和锻炼，身体各部位协同能力更强，手指各关节也很灵活，对日常的写字、吃饭、穿衣、运动等都会产生影响。我的孩子在经历了爬行阶段之后，这些生活技能学习起来就轻松多了。

养孩子时的家庭卫生

和有些家长聊天时，发现他们担心在地上乱爬，会很脏，还会让孩子得病。脏是可以管理的。我们不能因为养了孩子家里就有尿味、奶味、要非常注重卫生。孩子也要经常洗澡，不仅为了卫生，也为了促进孩子血液循环。所以说，我们不要嫌麻烦，因为只要勤快，脏是完全可以管理的。

就像宝宝喜欢抓起任何东西都会放进嘴里咬一咬一样，爬行还是宝宝探索世界，满足好奇心的一个主动行为。无论我们以什么理由阻拦了这种行为，无疑都是把宝宝的积极情绪扼杀在摇篮里，最终影响了宝宝的自主性和信心。

跳过爬行阶段会怎样？

跳过爬行阶段过早行走，有人认为没有太大的影响，也有人认为跳过爬行阶段，宝宝就缺少了锻炼身体各部位协调能力的机会，错失了身体各个器官和神经系统发育的良机。这就要看自己相信谁的了。右脑教育领域的先驱、世界知名的儿童教育专家格兰·多曼（Glenn Doman）博士认为爬行是必须掌握的一项技能，爬行能促进大脑视觉部位的发育。

有种理论说孩子过早行走，会影响下肢骨骼的发育，甚至导致儿童时期的"O形腿"。并且，婴儿出生后视力还处在发育的不稳定阶段，多是"近视眼"。过早学会走路，宝宝的视野变得开阔，为了看清远处景物，便会努力调整眼睛的屈光度和焦距，从而造成视疲劳损害，长此以往可能影响视力。我不知道这个理论有没有道理，但是我和姐姐们都是没有经过爬行长大的。我们的平衡能力确实都不是很好，另外也都近视。不过也可能这只是个巧合。

多爬晚走，按照宝宝的时间表来

每一个宝宝都是独特的生命个体，在相似的生长过程中有着各自不相同的地方。学习走路也不例外。我的三个孩子学会走路的年龄也略有差别。每一个宝宝的体力、智能和外界的生长环境各不相同，学习走路的时间也会有多多少少有些差别。不过没有爬行就直接走路的孩子，父母也不需要紧张，不管是通过爬，还是通过走，孩子可以自己从 A 阶段到 B 阶段，就是健康。

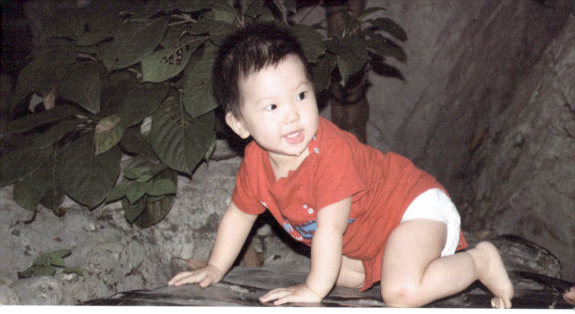

多爬对锻炼平衡能力有好处

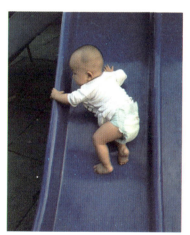

◀ 练胆子1

▲ 练胆子2　　　　　　　　　　　▼ 练胆子3

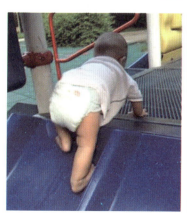
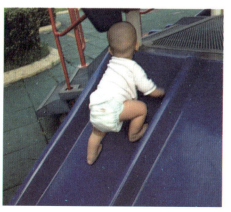

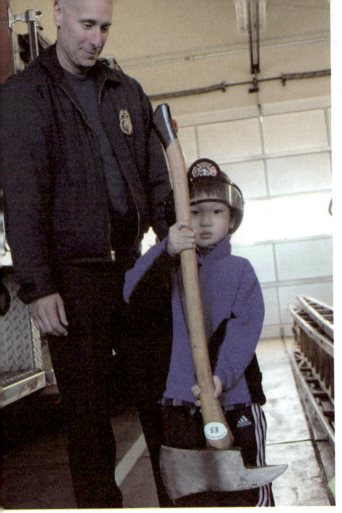
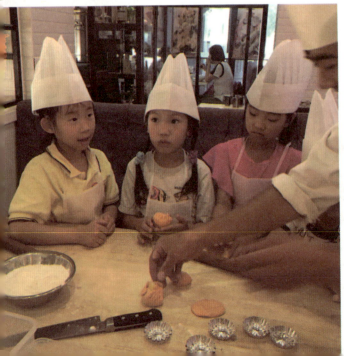

睡了圆头好戴帽子

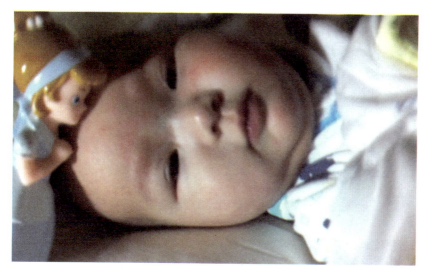

头型定型前，采取的侧睡换边。

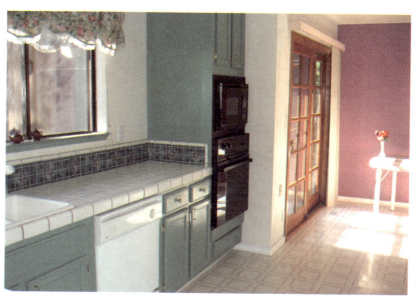

在带孩子的同时要注重家中环境的舒适卫生，家里不应有尿骚味。这是女主人的职责。图为月子中家里的厨房。

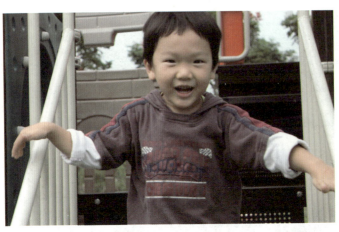
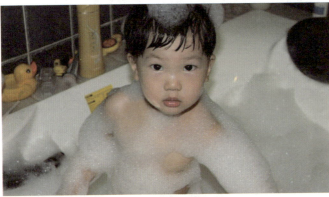
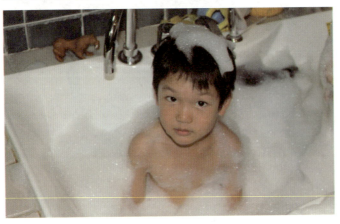

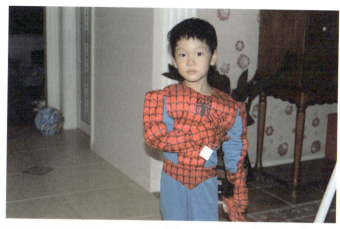
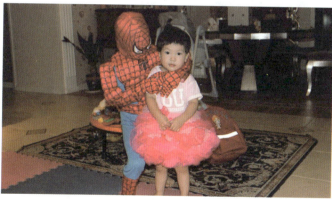
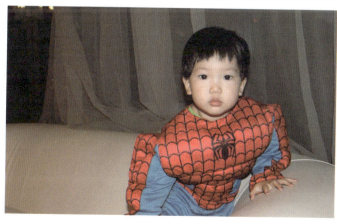

孩子玩的时候常会把自己弄得很脏。回去洗洗就是。

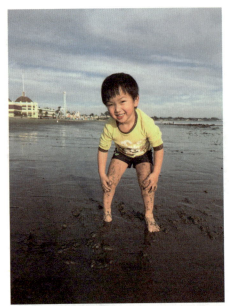

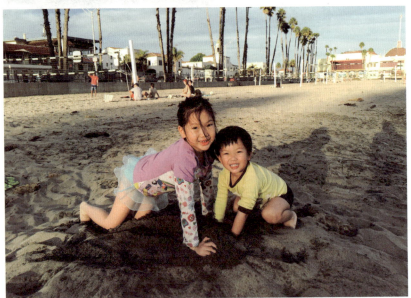

在海滩

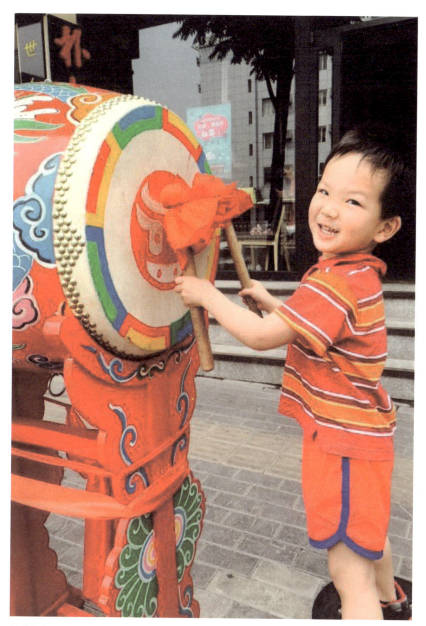

快乐育儿

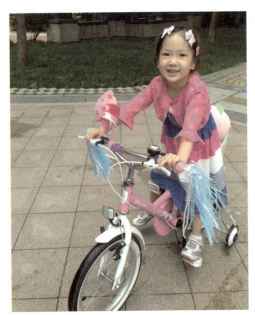

运动

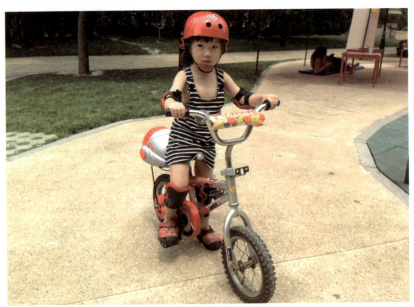

全身武装不怕摔跤

第二十二章

带孩子，到底听谁的？

听谁的是门艺术，需要在妥协中坚持，在坚持中做出科学的判断和选择。

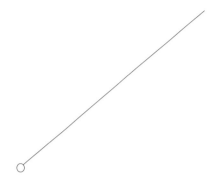

天下的热心人都来了

怀孕以后,发现自己身边突然冒出一群热心人,都要给你提供他们的建议。除了自己的父母亲友,不管认识的或不认识的,熟悉的或陌生的,时不时总是会有人给你免费建议。比如在临产前,我在深圳住的小区里散步,一位月嫂对我说:"你肚子这么大,肯定生不出来,你估计要拉一刀啦。"还有在小区乘凉的老人说:"你这是双胞胎吧!"等孩子生出来了以后,又有人说:"孩子不能竖着抱!""孩子得平躺着!""孩子太小不能见风"等等,每个人都以专家的身份出现了。

每个文化都有自己的意见,中国文化和西方文化就有很多不一样的地方。不同的文化,其历史背景、地理环境、经济条件不同,所提供的意见建议也不一样。一到孩子的事情上,所有的人都热情得超出想象。

家庭秩序

特别是在家里,听谁的的确很重要,因为直接影响到家庭的秩序。它更像是一种管理理念,有时也会演化成权力斗争。父母、公婆都要 claim territory(宣布领地)。我的孙子,我来决定!

我发现经验有时候未必是一个靠得住的信息。一些老人,忘性很大,虽然他们已经有养过七八个孩子的经验了,可是等到养孙子、孙女的时候,却又忘记了怎么带孩子。常常会问:"唉,这脸怎么长这么多疙瘩?""唉,这怎么是红的呢?"他们都记不清了。

虽然我的父母、公婆都非常开明,但是周围的女朋友却没有那么幸运。他们的老人给出他们各种建议,有些长辈会告诉他们要给宝宝绑腿,可以预防"O形腿";有些长辈告诉他们给宝宝穿开裆裤更方便;还有些长辈告诉他们宝宝要穿得厚一些。这些建议里也反映了很多长辈们的生活方式。让我记得最清楚的是一位事业非常成功的朋友,她的家人帮她带孩子非常不遗余力。可是,孩子的父母培养了孩子随地大小便的习惯。有一次大家一起吃饭,孩子在宝宝椅上就开始大便了,而且没有穿尿不湿,直接拉在了椅子上。孩子的屁屁混合着满桌的菜香以及女朋友身上的名牌香水味,真是一个非常尴尬的局面。

生活方式的代沟

像这样带孩子很卖力,但是对卫生很不讲究的老人确实不少。有些老人甚至认为家里有孩子,有尿骚味、奶味是理所当然的。其实,勤洗勤换,并且把用过的尿不湿卷起来密封好扔掉,就可以避免产生异味。让孩子和大人生活在温馨舒适的环境中,是抚养孩子的一部分工作。这个工作,作为女主人一点都不容忽视。我甚至买了一个烘干机来处理换洗的衣物。

年轻的父母如果看不惯老人带孩子的方法,那跟谁学呢?很多人选择上网学习。他们常常到贴吧里或者论坛里寻找信息。网络上有不少医疗机构发布的软性广告,有的是错误信息,有的是主观经验判断,而真正有价值的信息被淹没其中。

在妥协中坚持

那么，我们到底要听谁的？怎样用自己的智慧在纷乱的信息中做出选择？

就我个人经验而言，我主要是看一本 Little Brown 出版的书——*The Baby Book*，这是由四位美国医生合著的。我通常按照书上的建议和我自己的判断力来做出最后的选择。例如，在楼下我推着婴儿车，孩子放在婴儿车里侧卧着，很多人就会说"应该要平躺着，对孩子的头型好""不能让孩子侧着睡""不能卧着，对孩子腰不好"……还有人看到孩子脸上的湿疹，会急着告诉我让我抹上含有激素的药。我会认真听着，毕竟这是个自由的世界，人们通常以自己的认知来提建议，至少出发点是善意的。

听谁的是门艺术，需要在妥协中坚持，在坚持中做出科学的判断和选择。

第二十三章

不一定都听西方的

而在育儿这方面,我发现,真的不是什么都一定要崇尚西方的理念。我推崇东西方视角的互补,反对一切西化。

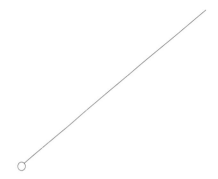

什么是所谓的西方观点?

首先,什么是西方的?西方文化包容、多元化,所以观点、学派很多。不同的时代也有不同的甚至相反的观念,如 20 世纪 60 年代有一段时间,美国鼓励婴儿吃奶粉而不是吃母乳,现在又扳回来了;美国曾经流行侧切,现在则倾向自然撕裂。而大家常说的西方观点也就是西方社会里比较普遍的大众的一种认知。有的人在国外看到一些表面现象,浅尝即止,就发表言论;有的是道听途说;还有的是看了错误的翻译,接受了错误信息。所以大家一定要有自己研究的能力,信别人,不如信自己。

而在育儿这方面,我发现,真的不是什么都一定要崇尚西方的理念,比如西方人不坐月子,生完孩子就出去玩了,中国女性有几个能做到,或者愿意做到？还有婴儿哭了抱不抱？要不要与婴儿同屋甚至同床睡觉？我们要尊重科学，也要尊重传统与文化，更要尊重个体的差异。所以，归根结底，要找到最适合自己的方式养孩子。

我的先生说，和我结婚这么多年，我最爱跟他探讨的就是人性。育儿，都是最直接地面对人性。一定是基于自身对人性的理解而做出的选择。所以在这一章里，我会告诉大家我在不同阶段做出的各种不听西方的选择，并探讨一下相应的心理学依据。

中国满月酒 VS 美国"Baby Shower"

先回到在美国生老大时的一段经历。中国的习俗是生了宝宝要摆满月酒或百日宴。美国在生孩子之前，怀孕到八九个月左右时，大家会为准妈妈搞一个派对，叫作"Baby Shower"。大家都知道 shower 有淋浴的意思，这个派对不是给宝宝洗澡，而是给准妈妈送礼物。Shower 这个词在这里是形容母亲被抛撒了很多礼物的意思。

你可以在宝宝店里登记你的宝宝需要什么东西，然后在"Baby Shower"上很多朋友会按需送给你。生孩子所需要的东西常常就在"Baby Shower"这个派对中准备好了，非常实用。作为中国人，很少有人会点名要什么礼物。我想不仅是因为爱面子，还有一个原因是习惯获得惊喜。

我也为宝宝举办了"Baby Shower"，在美国和中国各一次。在美国时，先生的一个朋友送来了一套"baby monitor"，即婴儿监护器。美国父母拿着监视器就可以在别的房间，甚至室外院落中处理其他事务，同时还能对宝宝的情况了如指掌，不必再时时刻刻提心吊胆。但更多的时候，美国人用它在夜间监控婴儿的情况，因为婴儿是单独睡在另外一个美其名曰属于自己的独立空间里。

所以我的这个探索就是从"分房睡"开始的。

孩子要单独睡吗？

美国很多人都把刚出生的婴儿单独放在一个给孩子布置得很美的婴儿房里睡，然后用婴儿监视器在另外一个房间进行监控。看起来很美好，听起来也很高科技，理论根据是，这样做可以保证父母自己的隐私空间和培养孩子的独立性。美国人认为，从小在自己的房间里睡觉，就会有自己独立空间的意识。美国还有些人说，不要孩子一哭就抱，否则小孩就会用哭来做武器。美国的亲戚还点拨我和丈夫说："千万别孩子一哭就抱啊，到时候他老要你抱。你就放不下来了，且累着呢。"

这是在跟小婴儿斗智斗勇吗？这样的培养，在我看来，除了培养了独立还有冷漠。对孩子冷处理就是一种冷暴力。

孩子小的时候，我们应传递人类之爱。再温馨的婴儿房间，再漂亮的色彩图形，他一个人待在里面，都是冰冷的。都不如父母的一个拥抱，一个微笑。冷漠的空间睡着孤零零的婴儿，在我看来，是人类对自然的叛逆。因为在人类的历史中，大部分都是婴儿与母亲同睡。你从他渴望的眼神里就可以读出他对父母音容笑貌的依恋。有时，母亲的一件衣服放在孩子身边，孩子都能得到些许安慰。

后来我又读了一些人类学和医学界的报告。越来越多的研究倾向婴儿与母亲同睡一床的观点。但是不盲目模仿西方，有自己的判断是很难的一件事。而我，也是通过血泪教训得出的结论。

孩子哭了抱不抱？

我和先生从来就没有想过要把刚出生的宝宝放在其他卧室里。"Baby Shower"时，有朋友送来了婴儿床，我们最后决定把孩子的婴儿床安在我们自己的卧室里。当时，我们计划让宝宝单独睡在婴儿床上，婴儿哭时爸爸负责将婴儿抱给妈妈喂奶，这在美国也是很常见的。至于婴儿监视器，去厨房、院子或者厕所时可以随身携带，监听他的动静。

从医院回来的第一个晚上，宝贝吃饱了妈妈的奶，在我怀里睡香香了。然后我们轻轻把他放回婴儿床，随后累了一天的自己也准备睡觉了。结果过了二十分钟后，他开始无缘无故地哭起来。我们就按着美国化的婆婆教我们的——不能抱。于是我们就一起数着哭声，心想：哭累了他就睡了。结果孩子哭得快喘不上气来了，却没有停止的意思。直到我们狠心地数到100下，孩子的爸爸好像突然被召唤了，他腾地爬起来，去拍了拍宝贝，拍了一会儿，宝宝还哭，于是他就抱起了宝贝，轻轻贴着他的小脸蛋，抚摸他的后背，不一会儿宝宝就安静入睡了。

然后我们把宝贝放在我的身边，一晚上他又吃了几次奶，却再也没有哭过，非常乖，非常有安全感。

后来，我们试过几次，只要一把他放回婴儿床，孩子闭着眼睛似乎仍能感受到，一个小时之内准会哭。我们调整策略，把小婴儿放在和我们同一张床上。当然这张床很大，够三个人睡。婴儿床则用来放宝宝的物品和衣服。这策略一调整，就是好几年。老大、老二、老三都是这么过来的。他们每晚靠着妈妈温暖的身体睡了吃，吃了睡，很少在夜间啼哭，都是乖乖的。就算后来我们回到中国，有了住家阿姨，宝宝还是和妈妈睡，直到一岁多。

虽然这样的安排一开始让我晚上翻身时有点紧张，总怕压到孩子。很多美国小儿科医生认为婴儿只有睡在有安全认证的婴儿床里才是最安全的，而母婴共床他们认为对婴儿来说很危险。但是后来发现孩子们其实是很聪明的，并且在我身边时他们睡得很熟，也减少了我起夜的次数。对父母，尤其是母乳的母亲来说反而是一种休息。

至于孩子哭了抱不抱，我觉得抱和抚摸非常重要。而且我每天还会给宝宝做按摩，用手轻轻抚摩他的全身和手脚。宝宝很喜欢，觉得很舒适，即便是哭闹也会渐渐安静下来。给宝宝按摩我也觉得心情舒畅，因为宝宝的皮肤很嫩，如丝绸般光滑。可以说我们是两情相悦，非常开心。需要注意的是按摩时间不要超过15分钟，也不要在刚喂完奶就按摩。按摩能促进孩子的消化和吸收，加快新陈代谢，体重增加得也很快，身体更强壮，更健康。

虽然孩子老被抱着，父母是很辛苦，但是抱着小嫩肉，父母更多获得的是幸福感。那种体热，那种温暖，是那么活生生并难以形容的愉悦。我和先生从不觉得这是累赘，反倒觉得这就是人生。孩子对父母的依恋在我看来是美好的，人类之间互相彼此需要。

我先生经常回忆起孩子从医院回到家以后大哭，他却狠心地数数这件事。他说："他的哭声真正唤醒了我的父爱本能。我再也不会对孩子置之不理。"

所以，要找到适合你的，并且能解决问题的办法。一定不能机械地搬运一些理论来套用。

下面我想讨论一下跟育儿没有直接关系，但却导致儿童长大成人后心理健康的一些问题。

美国成年人的童年创伤

关于人类独立与依赖的问题是我年轻时赴美留学就开始关注的。我到伯克利加州大学念书的第一年，认识了硅谷的一些富豪。有一个五十岁的人，名叫 Tom，看起来已经像个老头，他是斯坦福大学毕业的计算机和数学博士，是当时苹果的乔布斯和甲骨文的拉瑞埃里森的朋友。他四十多岁就退休了，过着"每天在自己的温泉别墅里打电话遥控管理、投资"的生活。他在硅谷著名的 Woodside 小镇有二十三英亩土地，最近的邻居在另外一个山头，离得很远。出去吃饭，最近的小店也要开车走四十分钟，而且那家超贵超难吃的小店下午四点就关门。我就问 Tom："你住在这荒无人烟的地方，怕不怕？"他回答我："让我害怕的不是大自然，而是人类。我愿意亲近自然，远离人类。"

我当时觉得："哇！和中国人的思维大相径庭。"那个年代，从拥挤而风沙漫天的北京到美国加州留学。在斯坦福附近，看到 Tom 的房子，听到他的言论，了解到他的传奇经历，心中有的只是佩服。最让人艳羡的是他可以在山顶上云雾缭绕的地方有一个透明的淋浴房，伴着鸟鸣，伴着森林，伴着云海，还有 BOSE 音响的音乐，绝对享受。可是后来我很快了解到 Tom 患有严重的忧郁症，他多次打电话告诉我他想自杀。他不知道生活的目的和方向，对什么都没有兴趣。他说自己是一个吃货，体重无法控制。他还跟我骂他的父母，说几十年没有来往了。原来一切的成功都是表象。他的独立王国里充满了对人的厌倦。用一个词形容他的房子就是"没人气"。在中国传统文化里没人气，就会阴气重，容易生病，心理和生理的疾病。

后来我就想，他这么一帆风顺，创伤也许来自童年，甚至婴儿期。他告诉我他的父母很冷漠，所以他会更冷漠地对待他们。

我有很多美国同学、同事、朋友都患有轻度抑郁症。去看心理医生，他们经常会诉说今天的一切失败和痛苦来源于父母对他们的伤害。而其中被抱怨最多的一点就是"没有人关心我"。

不可否定的是这些美国人基本都是名牌大学毕业的，他们成长的环境应该比中国孩子多了自由、选择。中国的孩子成长过程中最大的问题不是"没有人关心我"，而是"得到太多关注"。

忧郁症跟童年关系很大吗？显然是的。

美国心理学家谈"依赖感"

中国父母在养孩子时,大多关怀备至,不辞辛苦,容易犯失去自我与控制欲强的错误。那么学习西方教育的时候,不要矫枉过正,错把冷漠、冷暴力当作培养孩子的独立。听到很多国内的人到美国后经常感慨,在美国待久了的华人都很冷漠,不如在国内时爱交往爱帮助他人。这就是只学到皮毛,甚至糟粕。

我的第一个美国心理学教授是心理学界的大咖——斯坦福大学的 Philip Zimbardo 教授(主导了著名的监狱模拟实验)的门徒。记得最清楚的是老师告诉我们过分依赖(co-dependency)是一种病。他举例说,很多家长觉得只有自己孩子幸福,自己才幸福,这是一种病。你的幸福来自于你自己。我当时就想很多中国家长都有他说的这种病。这种病的最大特点是自我价值要通过别人来实现,通俗地讲就是控制欲强。英文里还有一个词"inter-dependency",也就是"健康依赖"。婴儿期的孩子是最脆弱和最需要依赖的,真的不是培养独立的时候,而我们要给的就是健康依赖。

冷漠，比愤怒更负面

自由、独立与冷漠之间的关系很微妙。我去美国时，一位曾在中国学习的西方人就告诉我：西方最可怕的就是一种叫作"apathy"的病。你一定不可以得！"apathy"就是冷漠。

美国著名的精神科医师、心理学家大卫·R.霍金斯（David R·Hawkins）博士著有《Power vs. Force》一书，有人把它翻译成《心灵的正能量与负能量》。霍金斯通过二十多年研究发现人类各种不同的意识层次都有其相对应的能量指数，情绪越正面，能量越高，反之则能量越低……同时，人的身体也会随着精神状况的变化而有强弱起伏。

以下表格是霍金斯发现的人类各种不同层次的意识与其对应的能量指数。

NO.	意识境界	能量频率	内心感受	生命信念	正向行为
1	开悟 Enlightenment	700～1000	"道"	一切如是的	觉悟的
2	祥和 Peace	600	幸福	生命是完美的	感恩的

续表

NO.	意识境界	能量频率	内心感受	生命信念	正向行为
3	喜悦 Joy	540	开朗	生命是完美的	喜悦的
4	慈爱 Love	500	敬爱	生命是仁慈的	慈悲的
5	明智 Reason	400	理解	生命是有意义的	智慧的
6	接纳 Acceptance	350	宽恕	生命是和谐的	容许的
7	乐意 Willingness	310	乐观	生命是有希望的	积极的
8	淡定 Neutrality	250	信任	生命是满意的	放松的
9	勇气 Courage	200	坚定	一切是可行的	主动的

NO.	意识水平	能量频率	内在情绪	人生观点	负向行动
10	傲慢 Pride	175	藐视	要求的	自大的
11	愤怒 Anger	150	憎恨	对抗的	侵犯的
12	渴求 Desire	125	渴望	失望的	奴役的

续表

NO.	意识水平	能量频率	内在情绪	人生观点	负向行动
13	恐惧 Fear	100	焦虑	害怕的	退缩的
14	悲痛 Grief	75	悔恨	悲剧的	沮丧的
15	冷漠 Apathy	50	绝望	无望的	放弃的
16	罪恶 Guilt	30	责怪	邪恶的	摧毁的
17	羞耻 Shame	20	羞辱	悲惨的	歼灭的

低频率能量会影响身体健康。我们可以看到冷漠在负能量里的排名相当靠前，位居第三，能量频率才 50，比我们通常认为很糟糕的恐惧、愤怒、傲慢还严重。

所以，尽管美国的房子比中国大很多。但不论房子多大，我也不会单独把婴儿关在一个房间里。你所谓的培养独立性在小孩子那里感受到的是冷漠。而冷漠带来的伤害比想象中要大很多。充满了失望和无助感，看不到未来和希望。它让人在生活中成为一个受害者，缺乏资源还缺乏运气。因此我不欣赏那种遇到问题就对孩子冷处理，甚至不说话，关小黑屋的做法。从婴儿起，就开始专注陪伴，遇到问题，家长应阳光、积极、正面，引导孩子、感染孩子。

第二十四章

找帮手与家族的传承

对孩子而言,祖父母、外祖父母扮演着更重要的人生角色,是其他帮手无法替代的。我的亲人们不仅仅是我生活中的帮手,她们丰盈了我的生活,给了我精神上的交流和情感上的支持。

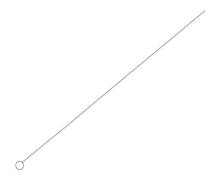

举全村之力

　　希拉里写过一本书叫《举全村之力》,她提到自己初为人母时的手足无措,不清楚该怎样进行母乳喂养。她引用美国女人类学家玛格丽特·米德的经典著作《萨摩亚人的成年》(*Coming of Age in Samoa*)说,我们需要借助那些为人父母的集体经验,通过示范该怎么做来帮助新手父母更轻松地过渡到新角色中。她的书名来自非洲谚语"养一个孩子需举全村之力"。

　　所以养大一个孩子,真的需要很多帮手。中国女性很幸运,孩子一生出来常常就会得到爷爷、奶奶、姥姥、姥爷的主动关怀和照顾,甚至热心肠的街坊邻居、七大姑八大姨也会伸出援手。除此之外,有些家庭还会雇用专职保姆来帮忙照顾孩子。《2016胡润全球富豪榜》数据显示,中国白手起家的女性富豪人数居全球第一，有93位之多。我认为一个重要原因是中国互助的社会结构使女性能够从繁重的家务中解放出来。

但这并不是说，一位母亲就理所应当地让父母和保姆替代自己来照顾孩子。我住在深圳的时候，认识一个很漂亮的母亲，但是她没有心思管孩子，也不母乳，每天只是把自己打扮得漂漂亮亮的，生怕老公不要她了，剩下的时间则是炒股。她家的阿姨每天都推着她的孩子在小区走。孩子睡在那里一动不动，脸上长了很多湿疹。这位阿姨说孩子是她的，从来没有告诉我们孩子其实另有其母。直到我和孩子的妈妈认识了，才知道这个胖娃娃的妈妈竟然是那位美丽的女士。我在北京住的时候，女儿幼儿园同学的妈妈也有年轻貌美的，不过她每天打麻将不管孩子，这个孩子因为饮食不当，造成了肥胖，小小年纪就弱视了。

在每个小区中，我都遇到过这样的母亲。她们认为孩子小，自己也没有耐心，以后管也不迟，就把孩子放手给阿姨或老人来管。却不知，他们找的帮手只是帮手，而真正要担起育儿责任的应该是父母自己。

事业和孩子可以并存！

中国早一代的女明星，如刘晓庆、巩俐、杨丽萍等为了事业，没有选择生育。反观好莱坞的明星，安吉丽娜·朱莉陆续收养了三个孩子，自己还生了三个。她是好莱坞的头牌女明星，当演员，当导演，作为联合国难民署亲善大使还探访过二十多个国家的难民营；维多利亚和贝克汉姆前后生了四个孩子，但这并不影响她获得英国时尚品牌最佳设计师奖，并把自己的时装生意扩展成一个商业帝国；80后女演员娜塔莉·波特曼更是挺着大肚子去领自己的奥斯卡影后奖。

随着时代的变化，中国女明星们也开始与时俱进。演员孙俪年纪轻轻就已经是两个孩子的妈妈了，辣妈小S（徐熙娣）一边主持节目，一边不慌不忙地生了三个孩子，章子怡也觉得当妈妈是她最想做的。这是一个好现象，体现了社会的进步。觉得孩子会影响事业或身材的想法，可以说是陈词滥调了。

我的好朋友、导师靳羽西，也没有孩子，但是她鼓励我做母亲。在接受《格调》杂志专访时她说："40岁那年跟马明斯结婚时，我曾想着一定要给这个好男人生一个孩子。但我太忙了，总以为后面还有时间。可惜后来我们的婚姻走向了尽头，以后也没有再遇见令我动心的男人。"她认为"生孩子"是很重要的人生决定，你不是养宠物，宠物还可以送给别人，你的工作甚至老公都可以改变，但是孩子是永远的。

家族中的三代女性

我常常非常感恩在孩子长大过程中帮助过我的人。我在找帮手时,都慷慨为怀,因为从内心感谢这些保姆。除此之外,我觉得给我帮助最大的是家族中的女性。在我最困难的时候,我家三代女性,从四姨姥、姨妈、表姨妈到表姐都来和我住过一段时间,她们给了我很多帮助及亲情和精神上的鼓励,也给了我的儿女们很多祝福。她们虽是短暂的加入,却带给了我无限的爱,她们传承着家族的传统,妈妈的姨妈帮她带孩子,我的姨妈也帮我带孩子,她们把自己的人生、阅历和感悟都带了进来,使我对自己的家族血脉有了更深的了解。

她们都是很有故事的女性,从满腹诗词歌赋的文艺女青年到手枪指头被逼出嫁,从衣食无忧的富家小姐变成一穷二白的农家妇女,从父母健在膝下承欢到战乱不断、四下飘零,她们的人生命运跌宕起伏,但命运并不能泯灭她们的善良、爱心和学问见识。四姨姥和姨妈都是虔诚的佛教徒。在陪伴我的日子里,四姨姥经常讲起家族史。四姨姥说解放前她的父亲是邮电局局长,生了四个女孩。父亲会说多国语言,很有学识,四姐妹也都读书上了师范。其中最聪明也最漂亮的是二姐,就是我的姥姥。她能大段背诵《红楼梦》《西厢记》《长恨歌》等古典文学名著。但不幸的是父亲去世很早,那时军阀混战,女性又没有地位,没有男人可以依靠,家族受尽了气。她们姐妹经历了心爱的人被活埋、军阀用枪指着头逼婚等很多不幸。我的姥姥嫁给了我的姥爷——一位黄埔军校毕业的军官，18岁就当了母亲，生了四个孩子。

我的三姨姥一生坎坷，命运多舛。那时，我的三姨姥帮着我姥姥带孩子，我妈妈是被我三姨姥带大的。我妈妈常说三姨姥为了他们姐弟四个，自己的孩子都来不及管，后来三姨姥生的第一个孩子得了肺病，因为治疗不及时，去世了。等到我和姐姐出生，三姨姥又帮我妈妈带大我和姐姐。

三姨姥是一个有着浪漫情怀的女性，大胆热情有文化，喜欢大上海的歌曲。像《夜上海》《玫瑰玫瑰我爱你》《天涯歌女》《四季歌》《月圆花好》《何日君再来》等红极一时的歌曲张口就来，唱得很有韵味。但是解放后因为家里出身不好，又有过逃婚私奔的经历，最后不得已在农村嫁给了大自己16岁的老实巴交的农民。我曾和他们在大寨生活过一段日子，虽然生活变得穷苦，三姨姥却努力把家料理得温馨，我在那里也得到三姨姥悉心的照顾和无微不至的关爱，直到回北京上幼儿园。那段童年时光，大部分记忆都已模糊，因为我太小了，但是有一个情景就像放电影一样清晰。我躺在炕上，院子里夹竹桃花开了，姨姥姥一边为我扇着蒲扇，一边轻声吟唱《夜上海》给我听。1979年她来到北京和我们全家住了一段时间，精神放松，灵魂舒展，那是她最幸福的时候。

三姨姥一生为别人操劳，自己却没有过上幸福的生活。1995年我在美国加州伯克利读书的时候,她在家乡因为抑郁,自杀了。我是到了 2001 年才知道这个消息,家里人怕我难过都瞒着我,我妈妈也特别难过。

四姨姥作为三姨姥的妹妹,常说:"你三姨姥要是能看到蕤娃今天生儿育女该是多么高兴啊!"四姨姥虽不是家务能手,但是她识大理,给我很多有益的人生警言。记得最清楚的是,她总教育我要善待周围的人,尤其要照顾好自己的丈夫。她说丈夫是天,女人是地。天是一个家的主宰,地是一个家的支撑。天地合一,一个家才稳定和睦。她还用她过来人的经验教育我说:"以后孩子多了,千万不能比较。不能说'你看老大对我多好,你们怎么不对我好?''老二最聪明,学习好,年年拿第一,你们怎么都那么笨?''老三最漂亮乖巧,亲戚朋友都喜欢,你们怎么都笨嘴拙舌没有眼色呢?'诸如此类的话。这些攀比的话语会引起孩子间的嫉妒,尤其在长大以后,矛盾就很难调和。"

那时,我才怀老大,她似乎预见了我将有更多的孩子。

我的姨妈是一个在家修行的居士。她 8 岁那年,也就是 1948 年,第一次坐飞机,第二次坐飞机则是 65 岁来深圳看我。两次飞行,飞出了近 60 年的人世变迁。她来了之后,我逐渐了解到解放后因为资本家和黄埔军校国民党出身的姥爷,全家受到连累,姨妈作为反革命的女儿,命运有了很大改变。以前姨妈是大小姐,吃香蕉都是成担挑,但是解放后,姥爷被送到青海劳改,到了 20 世纪 80 年代才被平反。姨妈有三次不幸的婚姻,如今单身,却分外坚强、温柔与善良。

我们一起拜访广东、江浙一带佛教圣地。她在家里经常诵经。姨妈给我们讲解《地藏经》是佛门的一部孝经,讲述的是地藏王菩萨在不同时期的孝敬事迹,并从一念孝亲之心,发展成为"众生度尽,方证菩提;地狱未空,誓不成佛"的宏伟誓愿。《地藏经》提出净业三福,第一就是"孝养父母,奉事师长,慈心不杀,修十善业"。《地藏经》教我们如何做人,如何处世,如何居家,乃至于出生、死亡、疾病等日常生活当中应当怎样做,反映佛教文化为人处世的哲学态度。家族中的女性几代都是佛教徒。姨妈说是菩萨派她来的。

姨妈告诉我,我的妈妈,也就是她的妹妹,怀我时和我一样害喜很厉害,受了很多罪。看来害喜是有遗传的。我的先生一开始带孩子的时候,总是弄很多鱼肉、香肠,姨妈告诉我们,孩子小的时候最需要的是碳水化合物,蛋白质则不容易消化。她毫无保留地爱着我的孩子。和她生活的那些日子让我体会到了上有老,下有小的感觉,体会到了更多的责任,不仅仅是为自己,还为父母为孩子,我们有责任让老人安度晚年,有责任让孩子健康成长。他们带给我的是家牵挂你的温暖,是其乐融融的美好幸福。他们是我们在这个世界上的责任,也是我们生存、生活、奋斗的精神来源,是我们人生的希望和动力。每当遇到困难,遇到不开心的时候,一想到他们,心中就会涌起一股暖意和力量,让人向上。

印象最深的就是大家一起睡午觉的时候。阳光透过窗纱温柔地洒进来，屋里是轻柔舒缓的音乐，宝贝和我待在一起，老人在自己的房间，佛堂里香火静燃，香烟缕缕，与外面桂花的芬芳缠绵融合。一切都是那么静谧和祥和，真是应了那句话"岁月静好，现世安稳"。因为我从小就很独立，早早去了美国，很少和原生态家庭在一起，和姨妈在一起的日子，让我回归家庭，回归放慢的生活，回归亲情。

我的表姨妈也在我最困难时来帮助我。表姨妈是个奇人，作为知识分子，她不善家务，甚至可以说厌恶家务，但是却为了我来到深圳。她的父亲也是一名国名党军官，毕业于讲武堂，虽然从国民党起义，保护了沈阳安全过渡到新中国，但却没有得到公正待遇。解放后，受到家庭成分冲击，她也有两次婚姻，带大三个儿子非常不容易。表姨妈是个学者，在"民革"做过干部。她最早是道家学者，研究《易经》很多年，并著书立说有着强大的预见能力。她说她的预知能力来自于四岁时被摔了一次，四十分钟后才有了脉搏。老天留下她，是为了让她见证奇迹。她对佛教的知识也有非常深的研究，但最终皈依基督教。

在来我家以前，她告诉我，我看到你丈夫的前世了，我也看到你孩子的长相了。她叙述的孩子长相非常准确，让我感到非常惊奇。还有更吃惊的是，表姨妈在北京见到我一个朋友，打招呼后朋友告诉她，她叫彬。姨妈就说："是文武斌还是文质彬彬的彬啊？"得知是文质彬彬的彬字，她就说："你和我们家的三个宝宝很有缘啊。你看啊，他们姓林，你的名字里有。

你的三撇是人字第一画，人之初。你的名字上有林家这三个小孩！"我朋友惊呼："我是他们的干妈呀！"

表姨妈是很有激情的基督徒。她很智慧，我们在一起谈很深的宗教话题。她教会我要说赞美的话，祝福的话。如果说亲姨妈给的是温情，表姨妈给我的则是思考与智慧。

除了上辈人，我的同辈人也帮助过我。一位离婚的表姐在我生老三时，来我家待了半年。当时我已在苏州，她和苏州的阿姨一起帮我照看前两个孩子。突然有一天，她一大早走了，原来有了小三的前夫得了癌症，突然晕倒了，而此时小三却离开了他。表姐去照顾他，挽回了他的命。

我们其实彼此互相影响，我跟她聊对于婚姻和家庭的看法，对爱情的观念，对生活的主张和态度。我说，爱情需要追求，婚姻需要坚守，家庭需要维护，生活需要包容。日子是过给自己感受的，不是给别人看的。之后，她跟前夫复婚了。

家族传承

过去我一直想了解我家族中的那些充满韧性的女性长辈，没有想到，因为孩子出生的机缘,她们如上帝派送的礼物,相继来到我的身边,每个人来都能帮助我度过一段时间,虽然有些短暂得只有一两个月。就这样在我们的共同陪伴中,孩子慢慢长大。怀孕生子不仅仅让我的家族关系产生了新的纽带,也让我跟家族中的女性结下更深的缘分。我们家族的女性善良又充满智慧,坚强又有毅力,我们因为孩子而紧密,在互相帮助中传承家族传统,在了解往事中传承家族精神。孩子就这样在家族传承中滋养成长。在跟这些家族长辈一起生活的日子里,我不但从新手妈妈的手忙脚乱中很快适合新角色,更是在心理上获得了一份难得的平和与安详。另外对孩子而言,一个仅有父母之爱的家庭是不完整的,也要有隔代之爱,孩子也需要跟爷爷、奶奶、姥姥、姥爷以及其他亲戚互动,那也是他们人生非常重要的一部分。

人们都说美国人很独立,老人不管孩子,年轻夫妻都是自己照顾孩子。的确如此。但是人类对孩子的爱都是共通的,并不是家家都是这样。美国总统奥巴马从十岁回到夏威夷,就跟外祖父、外祖母生活在一起,受到他们的抚养和教育。尤其是外祖母玛德琳·邓纳姆,在奥巴马的成长过程中担任了非常重要的角色。奥巴马不止一次在公开场合提到外祖母,"她和母亲一起养育了我,她一而再再而三地为我作出牺牲,她爱我就像爱整个世界。"同样奥巴马为了探望病情恶化的外祖母,甚至取消了两天的竞选活动。奥巴马认为自己越长大越觉得外祖母对他潜移默化的影响非常深远。

对孩子而言,祖父母、外祖父母扮演着更重要的人生角色,是其他帮手无法替代的。我的亲人们不仅仅是我生活中的帮手，她们丰盈了我的生活，给了我精神上的交流和情感上的支持。今天我们审视亲情、友情、甚至爱情，我们有没有发现，这个社会太实际了，实际得让很多美好的感觉都淡漠了，午夜梦回，有没有一种心灵的躁动和精神的空虚感在四周萦绕？心灵上的宁静，在我看来，常常和宗教、信仰分不开。我们需要心灵的平静，我们需要信仰、亲情和爱。

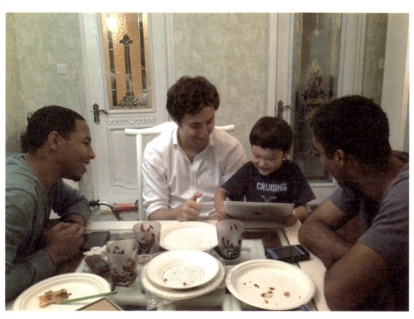
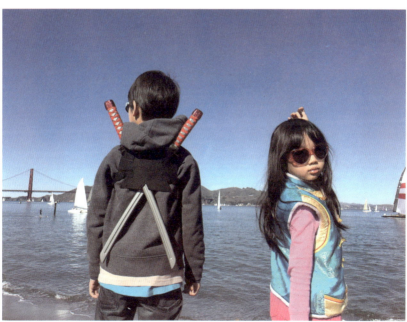

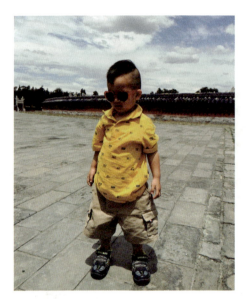

不能揠苗助长

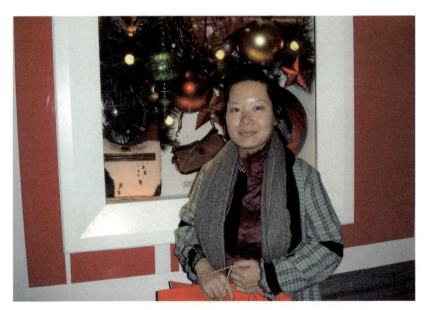

孩子百天不到就要出国开会,在家里冻了56袋母乳。

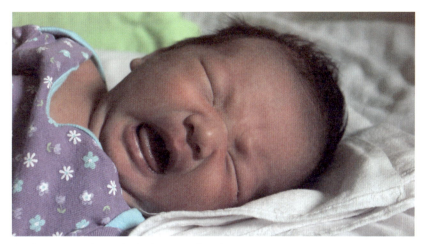

有时候孩子哭是没有原因的,但我还是愿意抱起他。

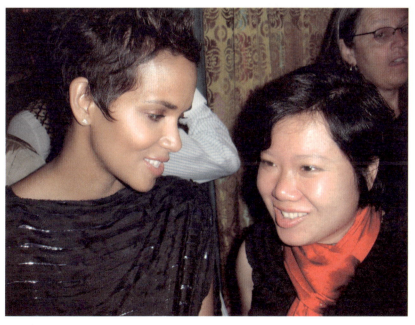

怀老二时,在上海电影节的酒会上和奥斯卡最佳女主角哈莉·贝瑞谈育儿。她当时还在母乳,跟我说来上海只能把孩子放在家,很心疼。有母性光辉的女人是最美的女人。

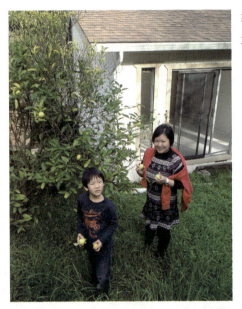

卖房子之前带孩子回来看看他出生的地方，这对他的纪念意义更大。

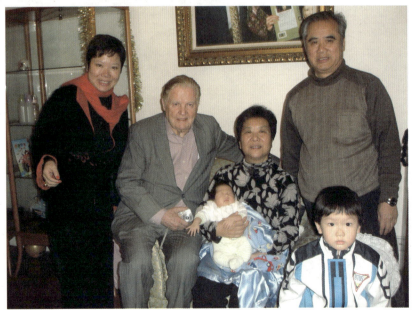

诺贝尔经济学家来我家看满月的女儿。

欧元之父教我儿子要耐心

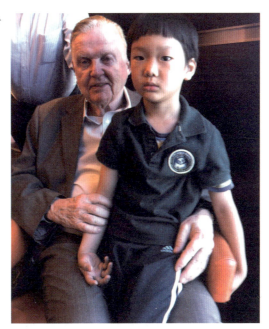

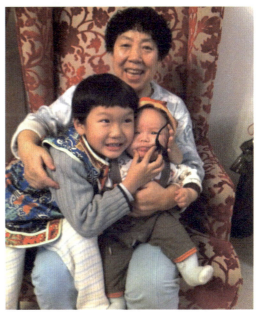

有亲戚帮忙照顾，孩子也很快乐。

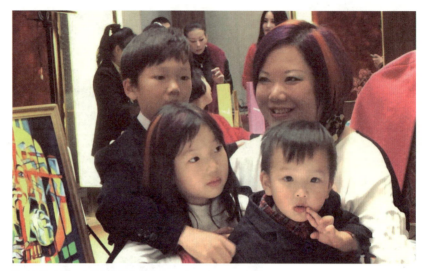

和孩子们在郡王府的新书发布会上

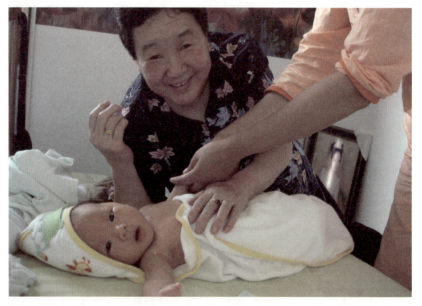

希拉里说养大一个孩子要一村的人。我生第一个孩子时，我的姨妈——虔诚的佛教徒来帮助我度过人生难关。

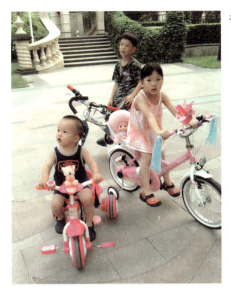

在四季分明的北京成长1

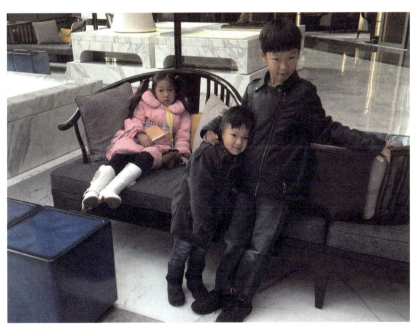

在四季分明的北京成长2

在中国长大就要多了解中国文化，穿中式衣服。

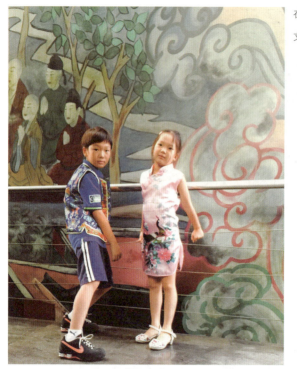

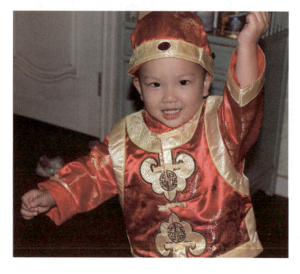

中式服装

第二十五章

学会感恩父母

人们常说:"有儿方知父母恩。"想象一下,在那些没有尿不湿、洗衣机、24小时热水、吹风机和空调的日子里,在一个物资短缺的年代里,妈妈能把我和两个姐姐养大真的不容易。

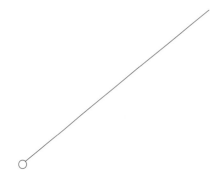

条件不同

人们常说:"有儿方知父母恩。"想象一下,在那些没有尿不湿、洗衣机、24小时热水、吹风机和空调的日子里,在一个物资短缺的年代里,妈妈能把我和两个姐姐养大真的不容易。有了自己的孩子,我重读妈妈2009年出版的书,其中这一段让我非常有感触:

"王蕤出生前,我真发愁,工资这么低,又和丈夫两地分居,上有需要接济的老人,下已有两个孩子了,拿什么再来养活第三个小生命。也巧,从王蕤出生我工资连升三次,所以总觉得这个小女儿是个幸运儿。在医院育婴室她的哭声最大,一哭就带动其他婴儿也哭,护士只好抱着她到处向有奶的产妇求援,吃饱了人家的奶,她会安静地睡去。后来成了本能反应,肚子饿了马上就得把奶嘴塞到嘴里，稍晚一步就会哭个不停。可遭罪的是我，冬天半夜里我要为她热奶，她等不急就哭，室内没有暖气，又怕吵醒邻居，我穿着单衣裤，披着棉袄，抱着她在地上游来游去，等奶热好，奶嘴塞到她嘴里时，我已经冻得身上发抖。睡到被窝里到早上天亮时，脚还是冰凉的。孩子睡熟了我才能入睡。有时孩子罢食哭闹，我会整夜不能入睡，第二天还要上班。到了星期六，要洗一大堆衣服。那时没听说过洗衣机，全是手洗。我把王蕤用浴布绑在背上，在水池里洗啊搓啊，孩子的小脑袋就随着我的动作来回波动，像个拨浪鼓，也像躺在摇篮里，一会就睡着了。长长的铁丝挂满了我洗的晾晒衣服。当我把孩子解下来放到床上，看到她小脸被风吹日晒得红红的，忍不住俯下身子亲吻她。那时腰都快直不起来了，多么想和孩子一样躺在床上伸个懒腰睡一会，可一看另外两个孩子又要吃喝了。"

上辈人的体格更好

照顾孩子条件简陋，困难重重，可以说上一辈父母吃了很多我们没有吃过的苦。他们吃苦耐劳，但因此体格也格外好，在自然生产的时候也比现在的女性更容易一些。

在那个时代，物资困乏，为了给幼小的我和两个姐姐增加营养，妈妈也是尽心竭力。她在书中写道：

"孩子降临，养育自然落在母亲身上。谁都希望孩子长得健健康康，活泼可爱。可是怎么科学地哺育呢？这涉及营养卫生心理美学等方面的知识。

"哺育三个孩子时，经济拮据食品较缺，好在那时我用自己的奶水喂养。但遇到奶水不够，或者外出顾不上喂奶，需喂牛奶和其他食物时，我的办法是边喂边记录，建立小档案，写清什么时候喂何种食物，食物数量，吃后消化状况，增加食量后的反应等，从中掌握孩子的习性和胃口，做到心中有数。比如喂粥，稀了孩子容易饿，时间长了会造成营养不良，稠了不容易消化。有了小档案即便是我不在，家人也可以帮着去喂。"

母亲的创造力

母亲的书中还写道："到了北京，全家团聚，生活条件有所改善，尽管当时粮油肉蛋豆腐定量供应，我千方百计变着花样改善伙食，增加孩子食欲。肉票有限，就买棒骨，羊蝎子熬汤；用肉汤泡馍，为孩子增加营养；副食单调，就在主食上变花样自制苏打饼干。在面粉中加入苏打鸡蛋盐，擀成薄饼用杯子盖压成原皮，烙熟冷却后脆而香，孩子们像吃零食一样喜欢；做动物馒头，做成小白兔、青蛙，用小红豆做眼睛，出锅后孩子都很期待；

遇到蒸馒头还按照自己的想象把面捏成各种形状，出锅后大家点评。在孩子眼里做饭居然成了一种游戏，无形中锻炼了她们动脑动手的能力。"

每一代人都有自己带孩子的方法。上一代人总是能给我们很多参考与借鉴。

第二十六章

孩子的性格建设与父亲的参与

父亲的许多特质会影响孩子的智商和情商,父亲的角色还能给孩子带来更多的幸福感和安全感。

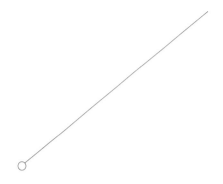

父亲养育孩子的优势

我虽然力争做一个好母亲,但是我认为自己身上有很多缺点是没有办法改变的,这些缺点可能是与生俱来的,也可能是女性特有的,或者是家族遗传的。小孩子就像一面光洁的明镜,你身上有任何不完美的地方,他都看得一清二楚。你在他面前是完全暴露的。而父亲在相当程度上是能够弥补母亲的不足,做到性别和性格上的互补配合。

比如,男人就有一种幽默感和大度,他们富有冒险精神和运动精神,对很多事都能应对自如,不会像女性那样容易把很小的一件事情放大化或紧张化。有时在母亲们看来复杂严重的事情,在父亲们的幽默感下变得简单甚至轻而易举了。

我的大儿子四个月的时候，他爸爸就对着他做鬼脸，你笑我笑一起笑，看起来很傻，但是很可爱。他爸爸还喜欢把孩子抱起来抛到空中然后再接住，孩子也很享受，乐此不疲。天刚下过雨的时候，有很多脏水在地上，爸爸就鼓励孩子们踩水玩，就算是弄湿了鞋袜和裤子也没事。小孩子在成长过程中的天性得到了释放。

我有着女性的敏感，虽然在理性上很明白道理，但在情感上比较胆小，容易紧张。记得我们第一次带孩子去滑雪，当时大儿子六岁多还不满七岁。他爸爸就带他坐缆车到山顶上去滑，当时我内心忐忑不安，我丈夫却若无其事说："没事，他有轮滑基础。"然后我就看到孩子第一次滑雪，从山上下来，好像天生就有这种能力，很自如。在爸爸的带领下，四岁的女儿在山下自己滑得也很好，玩得不亦乐乎。事实证明，我的担心似乎是多余的。

我的小儿子在不满一岁的时候，喜欢从滑梯上反着爬上去，这是一个高难度的动作，有时候两三岁的小孩子都不一定能做得到。我想他应该没有那么大的力气，怕他中途支撑不住摔下来，所以想扶着他。但他爸爸鼓励他往上爬，居然没有伸手要扶的意思。我恨不得立刻冲过去帮忙。就在这几秒钟，小宝贝竟自己成功爬上去了。当时我就感觉，哇！勇敢坚持的可贵。

还有一次，我在滑梯旁陪女儿玩。有一个孩子的家长走过来，指着我女儿跟我说："我家的孩子最喜欢这个姐姐了，虽然不认识她，但她特别的勇敢，能上能下，而且她很漂亮，孩子很喜欢跟着她玩。我就想把这个告诉你。你的孩子很棒！"原来女儿在她爸爸的鼓励下从小就喜欢攀爬。在我的视线范围之外，她很愿意去尝试一些上蹿下跳的事情，难免磕磕碰碰。有时候不小心摔一下破了皮，自己觉得没事，回来可能会告诉爸爸一声，却不愿告诉我，怕我担心。

我儿子也是如此，小时候在外面受了委屈，觉得这个事情他可以自己处理，就不会让我知道，怕我这个当母亲的把事情看得很严重。还有男孩儿不像女孩儿那样会跟你讲很多心事，有些男子汉之间的事情或秘密，他也是只跟爸爸说不跟我讲。这是父子之间的感情。

美国很多好电影，如《狮子王》《海底总动员》《当幸福来敲门》等，宣扬的都是父爱。

阿布扎比的来信——一位爱女儿的父亲

其实中国也有很多很棒的父亲。我收到过一位来自阿布扎比的读者的来信。他是一位非常棒的父亲，身在异国工作，长期坚持给在西安的孩子写信，非常注重对女儿的培养。有一天，他通过博客找到了我，远在阿联酋的他告诉我，他给孩子起名字叫作姚蕤，是受了我的书的影响。他准备有一天将这些来自异乡阿布扎比的文字结集出版。

在这封 2007 年 6 月 8 日的信中，他提到了孩子名字的来历：

姚蒎名字的来历

我家宝宝在怀胎 4 个月以后，我一直以为是一个男孩，因为做了好多检查，包括请 80 多岁的重庆大学毕业的老中医把脉都说是男孩，我当时啊，那个心情就像雄鹰飞上了天空，激动得要命，给孩子妈妈做饭，给未出生的宝宝唱歌，到图书馆去给孩子查名字，不知道看了多少关于姓名学方面的书籍。

姓名学上讲究天格、地格、人格、总格，还有生辰八字乱七八糟，看得我晕头转向，晚上回去给老婆讲哪个哪个名字有多么好，什么姚九札、姚明远，等等，把这些名字的天格、地格、总格、人格加来加去，搞得真是很神经。

盼呀盼呀，孩子出生了，是个女孩，我倒是平静下来了，不知道该用什么名字，也不去看什么姓名学等书籍，说心里话，我很感谢孩子，如果是个男孩，我肯定就会发愁了，别的不说，光名字就够我头疼的了。

我希望孩子能够把我的希望和爱好发挥得更好，这是我对我的要求，也是对孩子的一点点期盼，同时对我继续把我的梦想搞得更好也是一种鼓励。

我喜欢英语，英语是我的梦想，也是我生活的乐趣，也是我谋生的一种很强大的后盾，所以一直以来，我都在利用一些时间去学习、不断地运用、拓展。

有一天，我在图书馆看了一本书，是一个人传记类的书，传记的作者叫王蕤，我刚一开始是被这个名字吸引，因为我不认识这个字，然后是被作者的外语经历和浓郁的中西方文化吸引，我很仔细地看完了这本书，马上发现我的理想和梦想一直以来就是希望这样，能够流利地通晓起码两国语言，有着很强的中西文化背景，有自己的独特的生活理念和人生观。

所以我可以肯定地说我女儿的英语和才华肯定可以超过她，王蕤。将来长大了，我会告诉她这位阿姨也许很多人不知道，但是她用自己的才华征服了美国人，成了中华民族的骄傲。

之后，我查字典，查到了这个字念 rui，意思是枝叶茂盛且下垂的样子，我的女儿属马，带草的东西应该对她的生活有着丰富的荫护吧。

文字是强大的。通过我的文字，我认识了很多这样精彩的朋友。而且能知道自己带给他们正向的影响，很感动。这些年，因为养育孩子，我自己写的东西越来越少了。生活里悟道很多，却缺乏时间记录。这位父亲肯每天都给孩子写信，真不容易。教育需要耐心。尤其需要父亲的耐心。中国的子女，有父爱的，是格外幸运的一群人。相信姚蕤是个幸运的女孩。

性格与父亲角色缺失

父亲的许多特质会影响孩子的智商和情商。在父亲的言传身教下，孩子能获得更多的知识，充满好奇心和求知欲，有更丰富的想象力和创造力，性格也会更加的独立、坚强和勇敢。父亲角色还能给孩子带来更多的幸福感和安全感。另外，无论是男孩还是女孩，父亲角色都影响着他们对男性角色的学习和认知。

尽管父亲在孩子成长中有不可或缺的作用，但是父亲角色的缺失却是现实中的一个普遍现象。我们一提到父亲角色的缺失，很多人立刻会联想到没有父亲的单亲家庭，却忽略了那些父亲虽然存在却因种种原因无暇顾及孩子或与孩子关系疏离的情况。

城市里很多职场精英为事业打拼，不是出差在外就是应酬社交，回到家里倒头就睡，留给孩子的时间很少。在观念上，很多男人认为教育孩子是妈妈和老师的事情，男人只管挣钱养家。在行为上，也有些男人不善于跟孩子沟通和情感交流，尽管与孩子同处一个空间，父子关系却比较疏离。

奥巴马就曾在父亲节的时候坦言单亲家庭给自己带来的伤害，经历过逃学、吸毒、泡妞的迷茫和沉沦阶段。好在他最后走了出来，获得了内心的平静，但并不是每个人都那么幸运。

父亲角色缺失了之后的男孩和女孩长大之后会怎么样呢？我们先来说说女性的表现。你会发现，中国有不少女人曾经羡慕邓文迪、田朴珺。似乎大家更欣赏财富价值，而不是那么在乎年龄差距。这在西方好像就不是这样了，老夫少妻的搭配相对少很多，更很难让人羡慕。顶多有些男人，如伍迪·艾伦，让男人们羡慕，不过却没有女人羡慕的。

"洛丽塔情结"在美国看来是非常不伦的恋爱。一部名叫《洛丽塔》的电影一度不能在美国放映。但在中国，还有女孩写文章说选择大叔的种种好处。我认识一个女性，四十多岁了，还用 Barbie 牌的手包。这让我的美国朋友看了很惊讶，她说，八岁之后，我们就不会玩这个东西了。

中国很多女人喜欢装小，卖萌，希望被男人宠爱。父亲很重要的一个作用就是为孩子花钱。中国女人中大多非常看重男人是不是花钱很大方。

我们在中国长大的女性，小的时候父亲陪伴比较少，或者父亲不是那么慈祥，这使很多女生长大总是想寻找父亲角色的男性。另外很大的一个原因就是中国的相亲变成了一个 market place。什么意思？就是在计划经济变成商品经济后，人们的关系更多的变成了等价交换——我用青春换取你的财富。

因为人口多，女人的青春在这个市场掉价，而男人的财富因为稀缺，在这个市场涨价。而在相对富裕的老龄化国家，青春变得稀缺，所以海外这种用青春换财富的事情相对少一些。

想想在美国上大学时，经济学的第一课讲的就是稀缺。因为稀缺，有了供求关系（supply and demand），有了经济。也就是说，父亲送你礼物，你也得用其他方式感谢他。

那么男生在父亲角色缺失的情况下有什么特点呢？他们比那些有父亲做榜样的男生更容易心胸狭窄、记仇、不爱运动、爱嫉妒。因为父亲的榜样作用，时刻感受父爱的男孩会比较好动，充满阳光。小心眼、容易记仇这样的阴性色彩就少很多。

我听很多人跟我抱怨，即使是挺大的官、大公司老总，还有不安全感，还特别心胸狭窄。这都跟小时候缺乏父爱有关。很可惜，我们这一代，或者更早的那几代人，童年缺乏父爱几乎是个普遍现象。

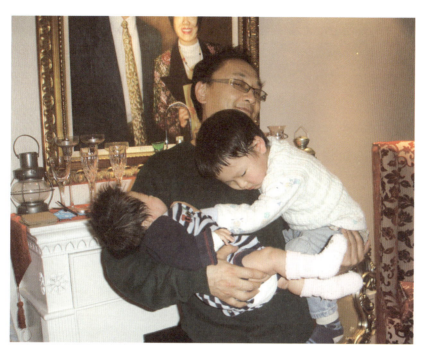
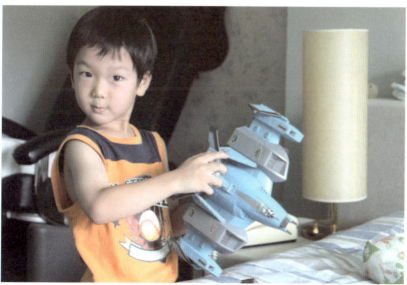

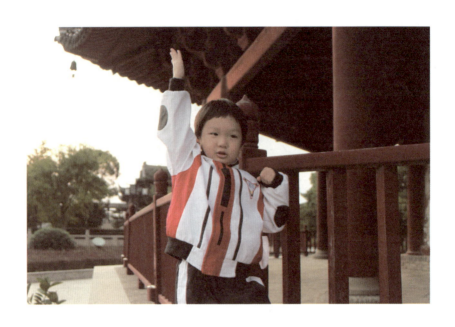

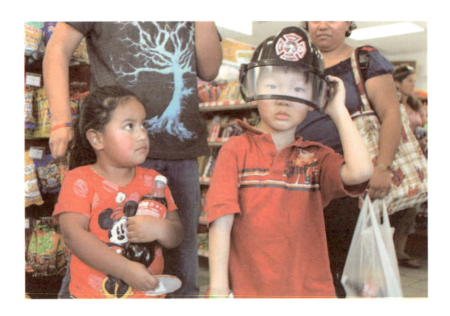

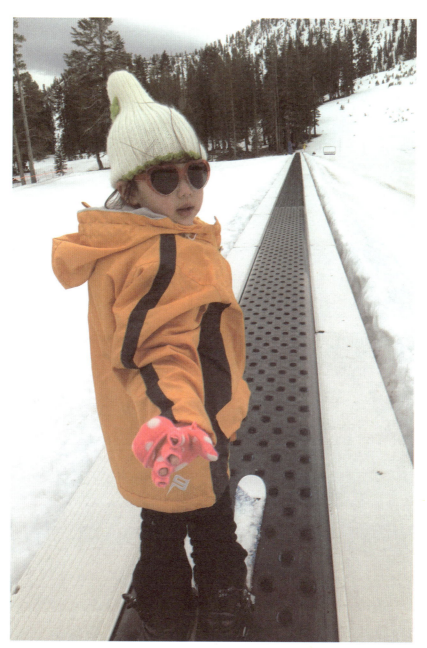

爸爸培养女儿爱运动

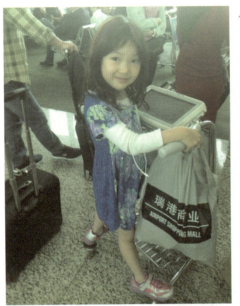

从小跟着父亲爬上爬下,出门时也很镇定。

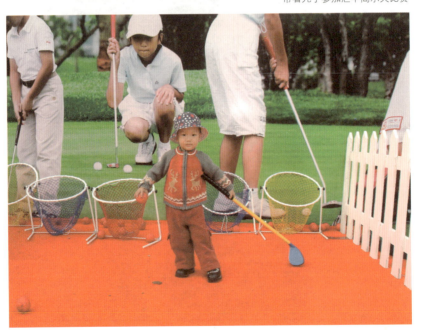

带着儿子参加汇丰高尔夫比赛

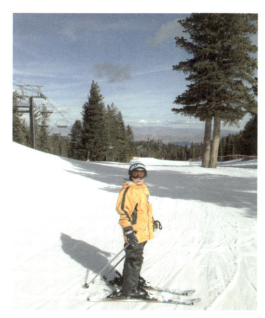

第三次滑雪

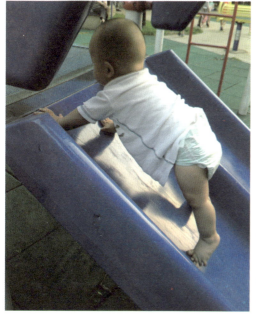

父亲对孩子的教育很重要。父亲胆子大也爱运动。小儿子不到一岁倒爬滑梯，爸爸不但鼓励他，而且还不扶，把我这当妈的吓得。结果他真的自己爬上去了。女人见识短，因为我们胆小。

孩子都喜欢登高爬上。父母只好自己变胆大一些。

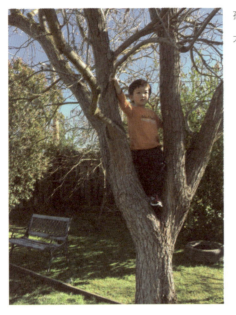

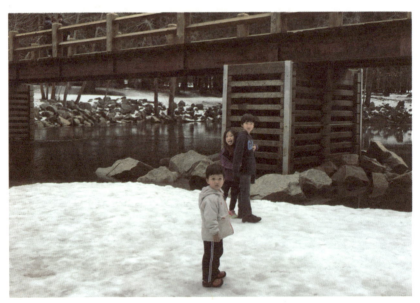

孩子们在美国的生活照

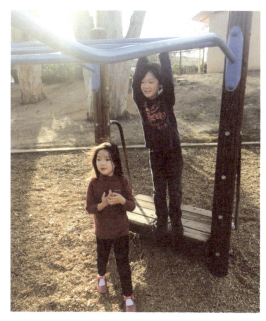

孩子们在美国的公园里

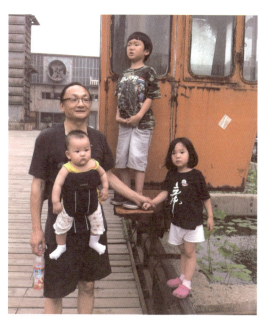

孩子的性格培养需要父亲参与

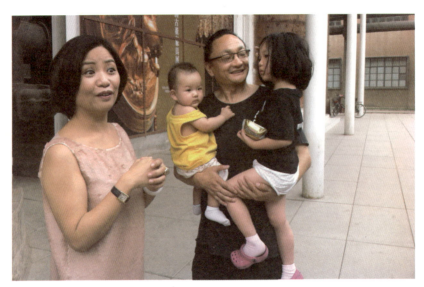

与郭培在751D·PARK见面,父亲双臂抱着老二老三。

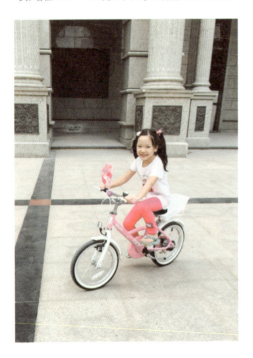

第二十七章

陪伴的重要性

不是有那句话吗——"陪伴是最长情的告白。"我们用守护来告诉孩子我们爱他,用陪伴传递温暖和快乐。

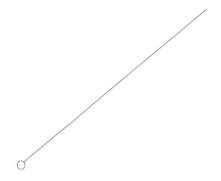

晚育的好处

我其实并不是有意晚育,只是在年轻的时候,所接受的教育是非常理想主义的,强调太多浪漫、流浪天涯以及二人世界,这使我对生孩子没有太多感觉。有一种说法认为 24 ~ 28 岁是女性生育的最佳年龄。我也看过英国的一个报道说 34 岁是生孩子的最好的年龄,提前或超过这个年龄都会使生育能力降低,同时女性患上慢性疾病的可能也会增加。另外考虑到社会保险、经济和孩子的健康与发展等社会因素,可以看出,年龄稍大一些的女性需要担心的问题较少,其健康和预期寿命也就更长。我在之前的篇章中也提到美国医院里四十多岁生孩子的情况也很普遍。可见按照现在的医学水平和母亲的健康状况,年龄对于生孩子而言并不是什么大事。

这个时代的中国城市中，女人生孩子普遍比较晚。最近跟儿子同学的家长聊天得知，她四十岁生了一个孩子，四十五岁又生了一个孩子。其实民间一直有父母年龄大，生出的孩子比较聪明的说法。孔子是父亲七十岁才生的他。也有研究数据表明，母亲的生育年龄处于 30～35 岁这个区间时，孩子在 0～15 岁区间内，身高、体重、健康、教育水平与短期记忆力等各方面的表现都更为出色。当然除了孕妇的生理状况，孩子出生后的生长和教育环境也功不可没。

晚育的一个好处是丰富的人生经验和阅历使你对小孩子在抚养和教育上也会更有耐心，更有智慧。相比而言，更年轻的父母可能还童心未泯，心态尚未成熟，加上经济基础比较薄弱，事业处于上升期，对孩子就不那么上心了，所以常有把孩子扔给老人带，等到孩子两三岁就甩给托儿所、幼儿园的情况。

像我们这些生孩子比较晚的父母会非常看重陪伴孩子。既可以通过亲子互动来增进彼此的感情，也可以用相对更加科学的教育方式来避免老人对孩子的宠溺。

最慷慨的父母给孩子的是时间

有的父母觉得事业重要，认为要给孩子提供很好的物质生活。有的父母很自得，孩子的衣食住行吃喝玩乐比同龄人都优越。但什么是慷慨的父母？给孩子大把花钱的父母吗？我认为给孩子最昂贵的礼物就是陪伴。给孩子时间的父母才是最慷慨的父母。孩子在头三年非常需要父母，时不我待，而父母也能从孩子一点点的变化中得到最大的快乐。

不是有那句话吗——"陪伴是最长情的告白。"我们用守护来告诉孩子我们爱他，用陪伴传递温暖和快乐。父母陪伴过少的孩子安全感会大打折扣，会出现情绪和性格方面的问题，比如，性格内向，与人沟通合作方面会比较困难。

在我们70后小的时候，当时国内周六都要工作一天，父母只有周日休息。每天父母要么在干校，要么工作非常繁忙，但就是这样，我的童年留下的都是父母带我们去北海划船，去中南海参观，去中山公园里拍照这些美好的记忆。

时光不会倒流，人生需要取舍

人的时间和精力有限，不免要在事业和家庭当中做一个取舍。晚育的另外一个好处就是你的事业已经有了一定成就，在做选择的时候会更愿意牺牲自己。

我怀第三个孩子的时候在美国。有一个女朋友跟我说，等你生了第三个孩子，你们夫妻俩肯定会有一个人回归家庭，我不信。当时我和孩子的爸爸都在上班，我觉得我们顾得过来，两个孩子能养，三个孩子不是一样养吗？再说，我们还请了亲人和阿姨作为帮手。当时的我，想象着有三个孩子我还是会继续上班。但是等第三个孩子出生后，我才发现孩子不是施肥浇水的植物，需要父母的注意力不是一点两点，满负荷的状态下我已经无暇他顾，于是做出取舍，决定把更多的时间分给孩子。而同时我先生也决定辞职回家。对于一个男人，能够放弃在职场上叱咤风云、指点江山的自我感觉，确实太不可思议了。但是我先生说了一句话："工作还会有，钱永远可以去赚，但是孩子需要我们的时候就这几年，等他们反叛了或者想离开父母远远过自己的生活时，我们再想着陪伴他们就晚了。"

我先生说的话，让我想起撒贝宁讲过的一个亿万富翁在机场过安检时发生的故事，这位亿万富翁看到一位父亲抱起自己的孩子给检查人员看的时候，他突然哭了，精神崩溃了。他发现自己没有对于孩子小时候的细小记忆，他错过太多，内心充满了内疚。钱可以再赚，可是时光可以倒流吗？

其实我自己当时也没有很明白，我们在人生选择时有时必须慢下来的意义。

我对先生的这种父爱与"拿得起放得下"的精神非常感动。我觉得有些人的欲望永无止境，却是以孩子的童年作为代价的。我们要做社会中有责任的公民，就应该多照顾自己的孩子，为社会培养人才。于是我们两个各自结束了职业经理人的生活，他放弃了美资公司总经理职位，我放弃了瑞士奢侈品公司总编职位，一同创业。在创业过程中，我们自己做老板，在陪伴孩子时就心安理得了。在为别人做事的时候，我们要对得起给我们发工资的人，而我们自己创业的时候，对自己的时间支配有更自如的空间。这种陪伴，一下子就是三个孩子，我觉得非常划算。

　　人生的取舍就是如此吧。

第二十八章

母婴必需品有哪些？

新父母会为了孩子疯狂购物，买了很多不必要的东西。这里我想跟大家分享一下我在育儿过程中认为有必要的一些东西。

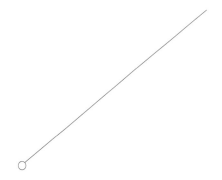

消毒锅

主要用来给婴儿的奶瓶高温消毒。因为奶瓶上残留的奶渍如果处理不好会滋生很多细菌，会造成婴儿肠胃不适，可能会拉肚子。奶瓶必须要高温消毒，光用热水烫是不行的。

纸尿裤

避免婴儿因为尿湿而中断睡眠，也有效减轻了产妇照顾婴儿的负担。但小号不用买很多，孩子长得很快，不久就会使用中号。避免大量囤积纸尿裤。

婴儿湿纸巾

用来给宝宝擦手、口或屁股。冬天湿纸巾会比较凉,我在美国时有买一种湿纸巾加热器,插上电源把湿纸巾放在里面,能保持一定的温度和湿度,呵护宝宝的肌肤刚刚好。

婴儿护臀霜

防止宝宝红屁屁。因为刚出生的宝宝大小便都比较频繁,虽然有大人勤加换洗,但宝宝的屁股难免还是会因为潮湿闷热以及屎尿的刺激而感染尿布疹。

婴儿纱布

我的经验是至少准备 20 条。它是用纯棉制作的,非常柔软。有了它之后,照顾孩子非常方便。夏天可以搭在孩子的身上止汗,日常随手还可以用来洗澡、擦脸、擦口水。

奶瓶

奶瓶种类繁多，功能多样，大家买的时候还是各取所需。如奶瓶的口径不一样，标准口径的奶瓶拿起来比较方便，而宽口径的奶瓶添加奶粉比较方便，而且易于清洗。

另外与普通奶瓶相比，还有一种带有防胀气功能的奶瓶，这种奶瓶也被称为"防吐奶奶瓶"，它能有效防止婴儿吸入过多空气而产生胀气，可减少打嗝和吐奶发生的概率。我用过，但最后还是回到普通奶瓶上。

还有，不同形状和大小的奶瓶适合不同年龄段的婴儿。比如说，圆形的奶瓶适合3个月以内的婴儿，4个月以上的婴儿开始会"动手"了，弧形或环形的奶瓶更适合他们去抓。到了1岁的时候就可以给小宝宝带把手的或大一点的奶瓶，让他自己抱着吃了。

防尿垫

放在床上，可以防止宝宝大小便从尿不湿里渗出来弄湿了被褥，减少清洗晾晒问题。

哺乳垫

是一种本身是长形的，可以围在身上变成圆环的垫子。哺乳时围上它，把宝宝放在上面，减轻手臂抱孩子的疲劳感，起支撑作用。

婴儿指甲刀

婴儿的指甲长得很快，长指甲会常常自己抓伤自己的脸。但是宝宝小手小脚，人们很难下手。而婴儿指甲刀则安全实用，有些还带有放大镜。

羊毛脂乳头保护霜

对因哺乳而产生的乳头疼痛，破裂有很好的保护及治疗效果，而且成分天然健康，不影响孩子继续吃奶。

防溢乳垫

出门前可以放在内衣里，避免因乳汁溢到外面的衣服上而产生尴尬。

妈妈可以吸的奶瓶

刚生产完,身上的伤口还没有愈合,所以产妇在坐月子时起身喝水很辛苦,这就需要 1~2 个带吸管的杯子或奶瓶,这样躺着就可以喝到汤水。

保温杯

产妇很怕冷,不能喝凉的东西。晚上在床头放上能保温的器皿,如保温杯,很有帮助。

最大号的卫生巾

刚生产完的时候,产妇要排恶露,需要准备两个星期的用量。

一次性产妇垫

铺在床单上,防止产妇恶露从卫生巾里渗出来,弄脏被褥。

妈咪包

一个非常实用的包,包要比较大,有很多兜,可以放尿布、奶瓶,女性用品,既可以背又可以提。出门用也很时尚。

爬行垫

用来铺在家里比较适合宝宝爬行的区域用的软垫。孩子多爬行对平衡和大脑都很有帮助。宝宝长大一些后,爬行垫区域可以演变成小孩子的活动区。但一定要购买那种经过甲醛检测的安全产品。

吸鼻器

因为宝宝还不会排出自己的鼻涕,感冒鼻塞时,用吸鼻器清理鼻腔,我发现很实用。尤其是有脓鼻涕,睡觉前必须清理。有人担心这种吸鼻器伸进小孩的鼻腔是否会安全,我个人认为还是很安全的。

后记

从少女到少妇
——女人角色的蜕变

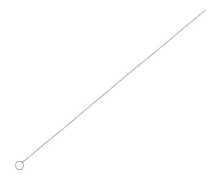

意外怀孕

我要孩子完全是一个偶然,事先并无计划。就像我在做人生的很多选择时都是即兴的。2005年冬,我和先生选择去离深圳比较近的澳大利亚度假。中国正值冬天,而那里正是夏天。我们在悉尼住的酒店窗外就是壮丽的悉尼歌剧院。如此美景,我在毫不知情的情况下怀孕了。

回到深圳后我就开始头晕,觉得很难受,胸口憋闷,我不懂这是为什么。母亲没有和我讲过,老师在课堂上也没有讲过,怀孕是怎么一回事儿。而这么多年,我和女友们在一起也从来不谈这些事情。后来有一天,我到楼下去做按摩,按摩师跟我说帮我按摩背部,让我转身趴下。我说我的胸部很痛,这位女孩子大约25岁,初中毕业,她飞快地判断说"你怀孕了"。

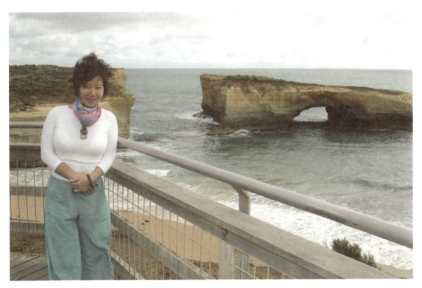

第一胎是在澳大利亚怀的，当时毫不知情。

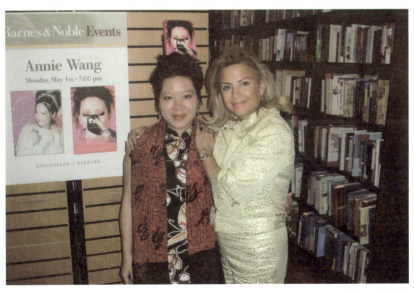

怀孕四个月在美国全国签名售书。这是在纽约与读者见面。孩子出生后，这位叫作Mary的读者还飞到加州来看宝宝。

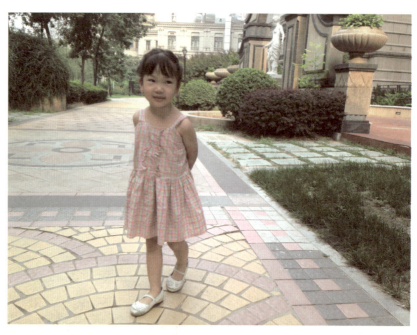

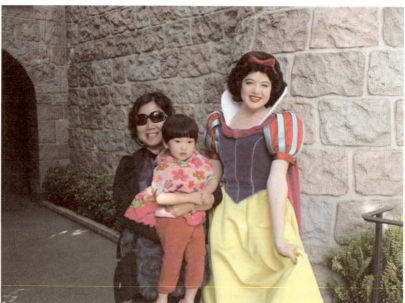

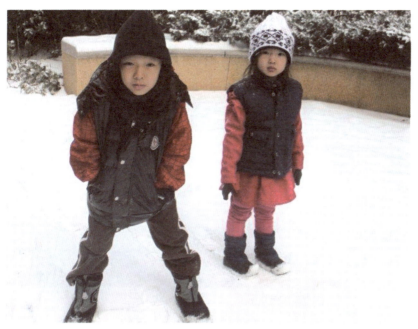

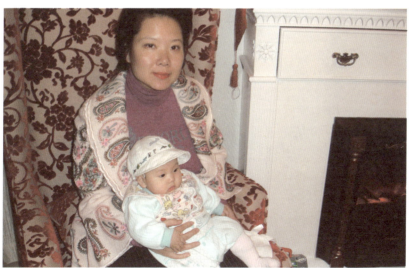

我不赞成女人打扮得过于妖艳,但是当了妈,我们也不能放弃自己,就变成大妈。我自己就曾有这样的倾向。后来明白:自重,别人才会尊重你。

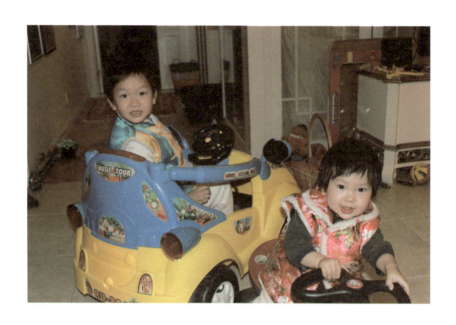

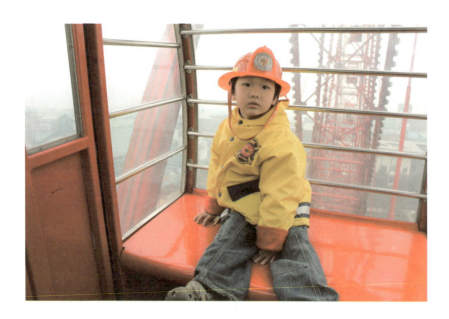

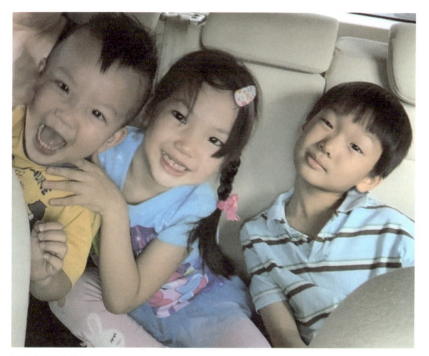

三个孩子的合影1

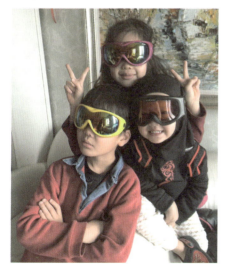

三个孩子的合影2

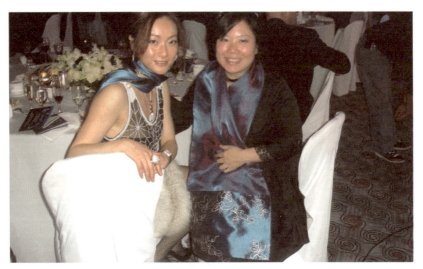

晚上要参加活动,这对每一个母亲来说都不容易。

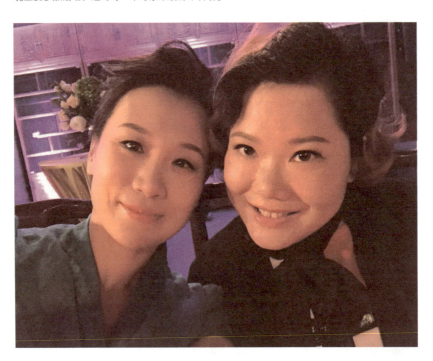

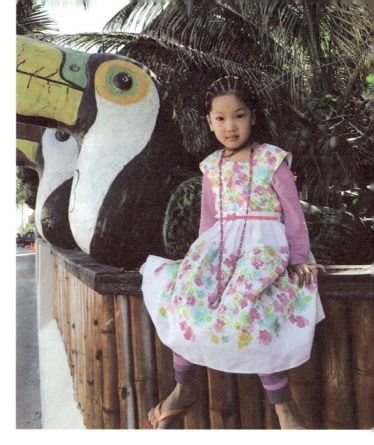
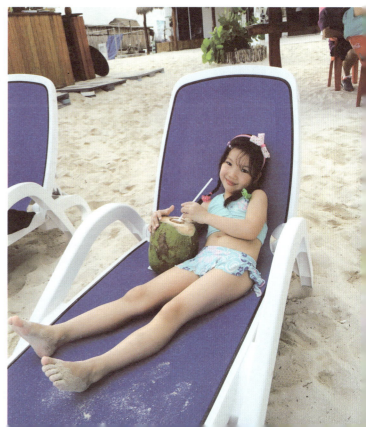

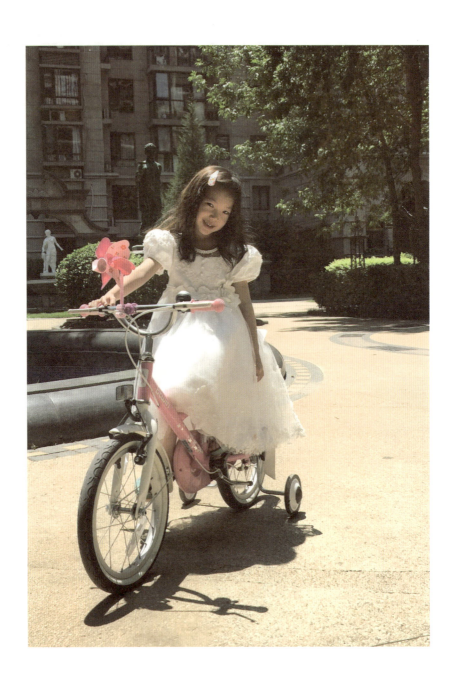

她告诉我，她有一个五岁的孩子，并且堕胎过几次，比我的经验丰富太多。于是，我就买了尿检测孕纸，发现果然有两道线。原来这就是怀孕的感觉——头晕眩、乳房胀痛、缺氧、乏力。我当时觉得自己读了那么多书，却对怀孕当母亲这些基本知识缺乏常识性了解，很感慨。这也是促使十年后的我要写书的一个初衷，女性应该有什么样的知识结构是非常重要的。

现在总结，有这么几大征兆告诉你可能是怀孕了，除了月经晚来，还有乳房胀痛、疲劳嗜睡、对气味敏感、容易恶心。

你肚子里有颗小心脏

第一次去医院做产检的时候，医生会给每一个孕妇都建立档案。每人有一个本子，上面有一栏要填写母亲、父亲的名字和年龄。当时，母亲、父亲一栏我写了我妈和我爸。后来，医生看到的时候不禁诧异："怎么这俩人都六十多岁了还生孩子？"啊，这时我才突然间明白，这个母亲应该是指我本人，这个父亲应该是指我的先生，孩子应该是指我未来的小宝宝。来检查填表，我没有过多思考，完全是习惯性思维，以为是填写我父母的资料。原来不是，建档是为孩子出生做准备的。于是我重新填了一份。这是一件很小的事情，但却是我对自己角色蜕变的第一次察觉。当了三十几年女儿，一直叫别人爸爸、妈妈，突然在怀孕的这一刻，在自己有点恶心或有点不舒服的时候，其实已经悄悄地从女儿向母亲的角色转变了。

这时，大部分的女性，我相信心理准备都是不够的。都说当妈妈有幸福感，可在怀孕的头三个月，我一点都没觉得幸福，只是觉得身体不舒服，以及荷尔蒙造成的各种情绪不稳定。但是当孩子一点一点在肚子里慢慢长大，尤其是做B超后听到他心跳，看到他的样子时，我在情感上开始慢慢与他连接——你肚子里还有一颗心，这种感觉真的很奇妙！一个人原来在为着两个人而活，这不是文学的比喻或爱情的誓言，这是真真实实发生并继续着的生理变化。是的，你为某人而活！

干得好 VS 嫁得好

中国社会毫无疑问对封建社会要求女性三从四德是批判的。现在这个男多女少的社会，就算想有这样的要求也不那么现实。但现代社会对女性榜样的树立却比较极端，要么就是功名，女性的榜样是像居里夫人那样获得诺贝尔奖，或像朴槿惠那样当总统的成功人士。社会地位以及事业上的成就是判断成功的标准，就是所谓"干得好"。还有一种就是"嫁得好"，每个女孩子几乎在小时候都做过嫁给白马王子的公主梦。哪个女人不希望嫁得好？这种幼稚的想法其实也无可厚非。但依附于男性，不是作为一棵树而是作为一株藤存在，嫁入豪门一劳永逸成了很多年轻女孩子的梦想。

就连西方奚落的不求上进的"富二代",也成了很多女孩子去征服的目标。现在连媒体也长篇累牍,乐此不彼地谈论着这些富二代。20世纪七八十年代的中国,还不是这样,但如今,嫁豪门却非常流行。不得不说这是社会物化后的一种女性地位的倒退。

第一种女性,我们的社会喜欢叫这些成功女性为女强人。在中国,女强人听起来更像是一个贬义词——野心勃勃、一般可能脾气不好,还可能盛气凌人。第二种女性,嫁有钱人,一般的印象就是小鸟依人。那豪门可是好伺候的?嫁人后,女人负责美丽如花,负责花钱如水,家事全部不用操心,豪门用人多如云。

在跟很多人谈话中你会发现,很多女性思维天真简单到认定只要外表美,就可以征服男人,征服男人就是征服了世界。美容、整容、买包、开豪车、住别墅是理想而极致的生活。

这两种价值体系契合点就是都要出人头地,没有中间地带。一切的平淡平凡都是不成功。

中国的教育里世俗、世故、急于求成的东西太多了。在这样的价值体系里,女人的修养、礼貌,对孩子的培养都没有提及。大家并不认可普通家庭妇女对家庭的贡献,甚至简单地把家庭主妇的价值等同于保姆的洗洗涮涮和护士一样的照顾。说出来还有一种贬低。

自恋与活出自我是两回事

每个女人都有年轻貌美受人追求的时候。当然也都会经历自我感觉良好和自恋的时候。三毛、张爱玲、杨丽萍、靳羽西、林徽因,这些女性偶像都有着自恋的灵魂,散发在生活的点滴中,这不妨碍她们活出了一个精彩的自我。

我不反对自恋,这是一个可以玩的游戏。但是你到底要走多久,这个游戏你才打算玩完,才愿意和自恋的年代说声拜拜?

选择做一个母亲的时候,是女人跟自恋时代告别的时候。需要身体上灵魂上的巨大牺牲和奉献精神。

自恋和自我不是一回事,女性从少女蜕变成少妇,其实没有失去自我,是让自我更加强大。

我在硅谷碰到一位最早出国的北大生物系毕业的女生,拥有博士学位,MBA 学位。她为了照顾孩子,选择了在家卖营养品,她觉得做母亲是最幸福的事情。

我还有一个从小一起长大的老乡——从北京实验小学、实验中学，一直读到加州理工学院的博士后。她是研究火星的女科学家，还考了钢琴十级，既能填词又能作曲。而她最后也选择在家抚养孩子。

她们既不是所谓名人，也不是所谓女强人，但是她们活得精彩，活得自我。

那些尴尬而难以启齿的事情

怀孕时，孕妇可能因为贪吃而吃相难看，还可能因为荷尔蒙分泌而变得八卦，甚至不可理喻。但这些算什么呢？其实在卸货前后，还有很多难以启齿的秘密呢。

生孩子是个"bloody business"。血腥的场面，不存在什么骨感，也不存在什么丑陋。爱美爱幻想的少女，结婚了怀孕了，在怀孕后期，一扫作为姑娘时往日的优雅，挺着肚子，一天要上二十多次洗手间；在产床上可能血和大便随着用力一起喷出来，把产床染成多色的抽象画；之后，迎接产妇的是长达两个多星期的排恶露，要用最大号的卫生巾；还有可能身材完全变形，彻底告别了昔日的风采；并且，还可能生出来紫葡萄般的痔疮伴随后半生。

产后，头两个星期是步履蹒跚的，可能是一瘸一拐的。痔疮痛比产后会阴愈合还要难受。还有生产对盆底肌造成的冲撞，恢复期间，一不留神，打一个喷嚏，尿就出来了。尴尬、窘迫的同时，没有时间顾影自怜，反倒需要一点自嘲的幽默感。

还有一边给孩子喂母乳，另一侧的乳房有可能溢奶的情况，我的一个朋友说她那时简直呈喷射状。母乳流在衣服上很难洗掉，留下黄黄的一片。最后没有办法上班了，只好辞职在家，全职带孩子。

我对自己的不满

生了三个孩子，我胖了 30 斤。要说对自己有什么特别不满的，就是没有好好锻炼身体，恢复到自己生孩子前的体重。而我的一位凤凰卫视女持人朋友生完孩子两个月就恢复到了以前曼妙的身材。问起她诀窍，她说："能想出的方法都用上了。"真佩服她的毅力。她说："这是工作需要啊！"

因为曾经是个特别有个性的文艺青年，我以为我爱的方式就应该是忘我，是牺牲，所以我彻底向少女时代的骄傲与任性告别。我记得自己生第一个孩子后的前九个月，全身心地投入孩子的抚养中。第一次到外面和台湾来的朋友说话，我已经忘了如何在大人的语境中说话。我觉得我和世界完全隔离了，特别落伍。后来又有一个北京女朋友到深圳图书大厦签售图书，我带着孩子跟她打招呼，她一开始竟没有认出我，以为我也是所有人群里她的一个陌生粉丝，后来见到我说："你怎么变得这么像妈啦？"

这确实是对我当时处境的一个形象写照。

好在老天很快让我去做时尚杂志主编。各种公众活动，我需要化妆、穿高跟鞋、讲演、颁奖以及和客户见面。我不能蓬头垢面地去见人，向黄脸婆前行的路就这样急刹车般地刹住了。

母亲不要过早放弃自己

后来见到一些母亲，真的是早早就把自己放弃了。一当妈，就成了大妈。我很不赞成那些每天光顾着自己美，不管孩子的母亲。但我对变成大妈的母亲也深深同情。其中有一个母亲就说了她的境遇："孩子不让我开家长会，嫌我丑。孩子十岁，老公跟我分床了十年。"但她又补充："可我不想臭美。都这把年纪了，弄成个妖精干吗？再说了，每天要管孩子，哪有这个时间？"

其实，一个母亲对自己的要求不高，就不能奢求对孩子要求高，这在孩子的眼里是不公平的。如果一个母亲被孩子嫌弃，不让参加家长会、丈夫和她分居多年，她会是个快乐的妈妈吗？如果不是，她会对孩子不耐烦，或不厌其烦地啰唆，甚至会有种受害者心理，将"妈妈都是为了你才变成这样"这样的话挂在嘴边。而这恰恰是孩子不能承受的"犯罪感"，这种犯罪感在前面的心理学家大卫·霍金斯的书里谈到过，是比冷漠更具有负能量的情感。

我不是在鼓励妈妈们每天打扮得花枝招展，但是只有自重，别人才会尊重你，这个别人也包括你的孩子和丈夫。而自重，就包括让自己的形象干净利索。只有你的心态老了，你才会放弃自己。不是吗？

在法国、美国，很多老太太时尚着呢。我在洛杉矶见到我先生的姑姑，九十岁了，还非常时髦，穿着红色的裙子，戴着珍珠项链。她年轻时是麻省理工学院的化学系博士。她跟我说："我前半生学习，后半生把前半生学的内容都还给了学校，后半生的工作就是玩。"有着三个孩子和很多孙子的她有着一颗童心，爱开玩笑，我的孩子们也很喜欢她。

学做母亲

什么样的母亲是榜样？中国古有孟母、岳母，后有英雄母亲送孩子去战场。伟大的母亲都要把孩子培养成"高大上"的成功人士。问题是，谁都想"高大上",就都能成为"高大上"吗?

我记得刚到美国留学时,大家都在谈杰奎琳·肯尼迪的教育方式,她避免孩子曝光,避免特殊化,尽可能让孩子们变成普通人。成为普通人是她对孩子的期望,这和望子成龙的中式母亲教育很不一样。

望子成龙其实也没错,因为我们的教育习惯了所谓高标准严要求嘛!我自己也是从小重点中学、重点大学这么拼出来的,所以很理解社会给母亲们的压力以及母亲们的热望。美国的犹太母亲和我们中国的母亲有些相似——英文用两个单词就能概括那颗好强的心——aim high。只是母亲们不需要心比天高到剥夺孩子的天真与美好就可以。

而且,我们千万不能对孩子要求高,对自己却没要求。孩子不会答应的。

作为母亲,如何走向成熟而淡定,这是中国社会的一个重要课题。母亲的价值观与审美观提升了,整个民族的素质才能提升。

对了,除了爱自己的孩子,中国母亲们,也爱别人的孩子,好吗?

我们作为母亲,如何走向成熟而淡定,这是中国社会一个重要课题。

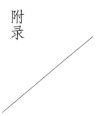

附录

200道是非题
——怀孕中的种种传说,给你最快的答案!

各式各样的理论,哪些是对的,哪些是错的。我整理出这个只有"是、非"答案的附录,希望对大家有帮助。我不能说自己的判断是百分之百精确的,但却是根据科学研究以及我的实践得出的结论。不管怎么样,They work for me.

1. 孕妇心情不好会影响孩子的智力? ✓
2. 孕妇吃味精会妨碍胎儿的发育吗? ✓
3. 孕期适当饮酒对孩子没有副作用吗? ✓
4. 孕期绝对不能喝茶或带咖啡因的饮料吗? ✗
5. 亚麻籽油最大的营养是欧米伽-3脂肪酸吗? ✓
6. 孕妇害喜严重程度与遗传有关? ✓
7. 孕妇适合穿高跟鞋吗? ✗
8. 七田真认为缺少矿物成分的水会使羊水发生变化导致流产和畸形儿的增多? ✓
9. 孕妇要远离感冒人群吗? ✓
10. 孕妇吃糖过多会造成婴儿体重增加,甚至造成难产吗? ✓
11. 孕妇适合染发吗? ✗
12. 孕妇吃孕期维生素的时候可以空腹? ✗

13. 孕妇不可以按摩吗？ ✗

14. 妊娠糖尿病有危险性？ ✓

15. 孕期不宜吃山楂？ ✓

16. 防辐射的衣服很有用？ ✗

17. 缺铁性贫血容易引起头晕吗？ ✓

18. 烧开的水会造成矿物质的流失吗？ ✓

19. 怀孕后皮肤会变黑吗？ ✓

20. 孕妇在怀孕中间三个月性欲比较高涨吗？ ✓

21. 酸儿辣女很准吗？ ✗

22. 大闸蟹从中医来讲是寒凉的东西吗？ ✓

23. 吸氧可以治疗孕妇头晕吗？ ✓

24. 美国第一次B超是在20周而不是12周吗？ ✓

25. 妊娠高血压有危险性吗？ ✓

26. B超有辐射吗？ ✗

27. 女人怀孕后脾气会变吗？ ✓

28. 孕妇不宜吃花椒吗？ ✓

29. 摄入过量的不饱和脂肪酸 Omega-6 容易得糖尿病和高血压吗？	✓
30. 孕妇怀孕后不可以"啪啪啪"吗？	✗
31. 孕妇都会变得比较八卦吗？	✓
32. 孕妇瑜伽课能帮助身体舒展，有利于顺产吗？	✓
33.《地藏经》是本孝经吗？	✓
34. 烧开的水可以提供足够的矿物质给孕妇吗？	✗
35. 孕妇爱健忘是荷尔蒙分泌造成的吗？	✓
36. 孕妇食用亚麻籽油对胎儿的视力发育有好处吗？	✓
37. 孕吐和恶心没有办法减轻吗？	✗
38. 除了 B 超，通过血液也能检测胎儿的性别吗？	✓
39. 优海矿水最大的优势是镁的含量高？	✓
40. 吃葱姜蒜可以防止晨吐吗？	✗
41. 孕妇更容易记住自己的梦？	✓
42. 改成味精是日本人池田菊苗博士发明的吗？	✓
43. 害喜到五个月是不正常的？	✗
44. 孕妇缺氧会影响胎儿的大脑发育吗？	✓

45. 凯格尔运动就是盆底肌训练吗? ✓

46. 吃奶酪可以补钙吗? ✓

47. B超检查可以不限次数吗? ✗

48. 依云矿泉水和法国巴黎水在国外都是很贵的水吗? ✗

49. 少食多餐可以防止晨吐吗? ✓

50. 佛教认为读《地藏经》会对孕妇有好处? ✓

51. 怀孕要多吃麻辣小龙虾? ✗

52. 美国对贫穷家庭的孕妇补助牛奶、葡萄汁与奶酪? ✓

53. 拉马泽呼吸法是以法国医生的名字命名的吗? ✓

54. 美国把三十多岁的孕妇当作高危产妇吗? ✗

55. 无痛分娩对麻醉师的技术水平要求高吗? ✓

56. 饮食清淡可以防止晨吐吗? ✓

57. 在美国,作为保健品出售的亚麻籽油胶囊很受欢迎吗? ✓

58. 孕妇容易贫血吗? ✓

59. 孕妇单靠食补就能满足营养需求吗? ✗

60. 孕妇不宜多吃大闸蟹? ✓

61. 导乐是一种有执照的职业，为孕妇及其家人提供精神上的、情感上的以及实用上的帮助吗？ ✓

62. 喝好的水可以补充矿物质和微量元素吗？ ✓

63. 孕期喝玉米须水能控制体重吗？ ✓

64. 产妇生孩子疼痛与否跟遗传有关？ ✓

65. 孕期吃西瓜可以控制体重吗？ ✓

66. 鸡精里面不含味精吗？ ✗

67. 孕妇食用亚麻籽油后对孩子大脑有好处吗？ ✓

68. 欧米伽-3（Omega-3）脂肪酸对胎儿婴儿大脑和视力发育都有好处？ ✓

69. 拉玛泽呼吸法和导乐都是用来帮助产妇减轻疼痛的吗？ ✓

70. 美国认为四十岁生头胎是高危产妇吗？ ✗

71. 水中分娩比在产床上更放松吗？ ✓

72. 晚育对于宝宝一点都没有好处吗？ ✗

73. 孕期B超最好不要超过4次吗？ ✓

74. DHA就是大家俗称的脑黄金？ ✓

75. 第二胎比第一胎好生吗？ ✗

76. 顺产比剖宫产疼吗？	✓
77. 侧切可能会影响夫妻性关系是吗？	✓
78. 无痛分娩全程一点都不痛吗？	✗
79. 凯格尔运动就是一种缩阴功？	✓
80. 有人生孩子不痛吗？	✓
81. DNA 是双螺旋结构吗？	✓
82. 美国公立医院也不准孕妇参观医院吗？	✗
83. 作者王蕤在美国去医院生产要带的三样必需品是《地藏经》、相机、电动牙刷吗？	✓
84. 正确的呼吸法也无法缓解生产时的疼痛吗？	✗
85. 孕妇生产的姿势也可以减轻疼痛吗？	✓
86. 美国医院在孕妇开三指后才接收吗？	✓
87. 孕妇多走路利于顺产吗？	✓
88. 在美国孕妇生孩子，只让一个人或者老公或者家人，而不是同时在产房陪伴吗？	✗
89. 希拉里去医院生产时，克林顿装了一车厢的冰块拉到医院备用吗？	✓

90. 无痛分娩时在腰部进行硬膜外注射，对注射技术的要求非常高吗？ ✓

91. 美华妇产是一个美国私人医生理念的医院吗？ ✓

92. "导乐"Doula 一词源于古希腊吗？ ✓

93. 自然生产时，美国倾向侧切而不是自然撕裂吗？ ✗

94. 拉马泽呼吸法是观察苏联生产方式得出的灵感吗？ ✓

95. 生产时血和大便会一起喷出来吗？ ✓

96. 在美国孩子出生后有丈夫剪脐带的习惯吗？ ✓

97. 美国生完孩子真的会给冰块冰敷伤口吗？ ✓

98. 自然生产会有得痔疮的概率吗？ ✓

99. 美国医院会在孩子出生后装上警报器吗？ ✓

100. 在中国，在合资医院比公立医院生产舒适多了？ ✓

101. 美国产后餐有冰激凌？ ✓

102. 欧米伽-3（Omega-3）里面不含有 DHA？ ✗

103. 生产完产妇持续的腰疼可能会持续半年？ ✓

104. 小孩一出生看到的世界就是彩色的吗？ ✗

105. 王蕤的老二、老三两个孩子都是在上海的私立医院出生的吗？　✓

106. 中国新生儿的平均体重是 6 斤 4 两吗？　✓

107. 私立医院和民营医院是两回事？　✗

108. 北京美华和上海美华是同一家公司吗？　✓

109. 国际保险指定的妇儿医院是比较可靠的医院吗？　✓

110. 亚麻籽只适合生长西部北部高寒干旱的地区？　✓

111. WHO 世界卫生组织建议母乳一年以上？　✓

112. 宝宝吃奶时，母亲最好轮换两边乳房喂奶吗？　✓

113. 月子油就是胡麻油吗？　✓

114. 月子里产妇尽量不碰凉水吗？　✓

115. 前六个月喂母乳的同时需要补充水分给孩子喝吗？　✗

116. 产妇月子里玩 iPad 会对眼睛造成伤害吗？　✓

117. 刚出的婴儿能看到 20cm 以外的东西吗？　✗

118. 鲫鱼汤可以催奶吗？　✓

119. 产后温水坐浴有助于产妇会阴伤口的恢复？　✓

120. 美国有广和月子餐的送餐服务吗？　✓

121. 月子里要把产妇房间的窗户关上吗? ✗

122. 亚洲女性的奶比欧美女性来得慢, 是吗? ✓

123. 自然产中, 自然撕裂比侧切恢复得快? ✓

124. 孩子身上长湿疹, 跟气候和母乳时母亲的饮食无关吗? ✗

125. 广和月子餐是日本皇家使用的坐月子方法吗? ✓

126. 产妇月子里可以洗头吗? ✓

127. 有的母亲奶水不够是因为缺乏吸吮吗? ✓

128. 哺乳期间产妇要停止吃孕期维生素吗? ✗

129. 木瓜可以催奶吗? ✓

130. 产妇月子里吃黑糖比较好吗? ✓

131. 挤出来的母乳不可以保存在冰箱里冷冻吗? ✗

132. 吸奶器用电动的比较好吗? ✓

133. 刚喂完奶给孩子按摩好吗? ✗

134. 孩子在头6个月吃母乳, 因为有母乳的抗体所以不容易生病吗? ✓

135. 月子期间可以有性? ✗

136. 美国认为孩子的头型长成偏头是一种病吗？ ✓

137. 产妇月子里可以刷牙吗？ ✓

138. 贫血会引起失眠吗？ ✓

139. 喂母乳的母亲容易口渴吗？ ✓

140. 优海矿是一种海洋深层的矿泉水吗？ ✓

141. 多用吸奶器后奶口容易松吗？ ✓

142. 母乳放进冷冻柜可保持 3 个月左右？ ✓

143. 产妇月子期间最好不要静卧，要走来走去多运动，是吗？ ✗

144. 亚麻籽油就是胡麻油吗，可以冷榨也可以热榨？ ✓

145. 月子期间产妇不可以洗澡吗？ ✗

146. 痔疮痛会比产后会阴伤口愈合还要难受？ ✓

147. 产妇月子期间要少吃盐？ ✓

148. 月子里产妇可以提重物吗？ ✗

149. 奶水的供应量大于婴儿的需求量时，产妇容易得乳腺炎吗？ ✓

150. 奶瓶要高温消毒吗？ ✓

151. 哺乳期适合吃避孕药吗？ ✗

152. 广和月子餐对产后恢复有效吗？	✓
153. 月子中产妇容易出汗？	✓
154. 刚开始母乳时，会伴随宫缩的疼痛？	✓
155. 中国是在生完孩子摆满月酒，美国是在生孩子之前举行 baby shower 吗？	✓
156. 过早在孩子的辅食中加盐，成人后易得高血压吗？	✓
157. 给新生婴儿做按摩对他身体发育有益吗？	✓
158. 生完孩子痛经会减少？	✓
159. 一岁孩子的囟门还是软的吗？	✓
160. 哺乳期间不可以运动？	✗
161. 亚麻籽产量少出油率低？	✓
162. 长牙后的孩子吃奶时会不小心咬母亲的乳头？	✓
163. 新生儿一定要枕枕头睡？	✗
164. 产后头 6 个月一般没有月经？	✓
165. 汽车的安全气囊对婴幼儿来说不安全吗？	✓
166. 母乳喂养的孩子长大后不易肥胖吗？	✓

167. 美国精神科医师心理学家大卫·霍金斯认为冷漠是比愤怒还要低频的负能量? ✓

168. 孩子最好可以趴着睡? ✗

169. 婴儿因为指甲长会把自己的脸抓破吗? ✓

170. 美国喜欢小孩儿睡圆头，是吗? ✓

171. 给宝宝按摩每次最好不要超过15分钟吗? ✓

172. 给婴儿洗澡一定要用洗发露和沐浴液? ✗

173. 好的婴儿车有减震系统，可以减少对孩子脑部的震荡? ✓

174. 孩子哭了不抱是聪明的办法吗? ✗

175. 孩子一岁前可以喝橙汁、西柚汁、柠檬汁等过于酸性的果汁? ✗

176. 新生儿的指甲长得很快吗? ✓

177. 孩子最好跟父母分房睡? ✗

178. 美国有很多人得抑郁症吗? ✓

179. 越早训练孩子把屎把尿越好吗? ✗

180. 希拉里的《举全村之力》书名是来自非洲的谚语吗? ✓

181. 婴儿越早会走路越好吗? ✗

182. 小孩儿出生后一岁半左右囟门才闭合吗? ✓

183. 是美国法律规定生完孩子离开医院，车上必须要使用婴儿安全椅吗? ✓

184. 婴儿车越贵越好吗? ✗

185. 美国认为孩子的头型长成平头是一种病吗? ✓

186. 在出牙期小孩儿会比较爱闹吗? ✓

187. 给宝宝戴手套防抓伤很好? ✗

188. 爬行对小孩平衡有好处? ✓

189. 小孩子从床上掉下来一定要送医院吗? ✗

190. 孩子快一岁时，添加辅食时，喝果汁要从葡萄汁、梨汁、苹果汁这样好消化的果汁开始喝吗? ✓

191. 多爬晚走对孩子的大脑发育有好处吗? ✓

192. 孩子不绑腿就会长成罗圈腿吗? ✗

193. 美国男孩儿出生后做割礼是大多数吗? ✓

194. 孔子出生时他的父亲已经快 70 岁了吗? ✓

195. 缺钙会导致小孩儿睡不安稳吗? ✓

196. 在美国未满 4 岁或体重未达 18kg 的儿童要使用安全座椅,

未使用者要被罚款 100~300 美元，是吗？	✓
197. 宝宝哭都一定有缘由吗？	✗
198. 小孩儿穿尿布穿到 5 岁是不正常的？	✗
199. 王蕤参照的 *The Baby Book* 一书已被翻译成中文，名叫《西尔斯亲子育儿百科》？	✓
200. 胡润全球富豪榜数据显示中国白手起家的女性富豪人数世界第一吗？	✓

图书在版编目(CIP)数据

美式生孩子，中式坐月子：中美育儿体验记 / 王蕤著．—北京：现代出版社，2017.1
ISBN 978-7-5143-5423-2

Ⅰ.①美… Ⅱ.①王… Ⅲ.①妊娠期－妇幼保健－基本知识 ②产褥期－妇幼保健－基本知识 ③婴幼儿－哺育－基本知识 Ⅳ.①R715.3 ②TS976.31

中国版本图书馆CIP数据核字(2016)第253439号

美式生孩子，中式坐月子：中美育儿体验记

作　　者	王　蕤
特约策划	黄　倩
责任编辑	王　倩
出版发行	现代出版社
通信地址	北京市安定门外安华里504号
邮政编码	100011
电　　话	010-64267325　64245264（传真）
网　　址	www.1980xd.com
电子邮箱	xiandai@vip.sina.com
印　　刷	北京航天伟业印刷有限公司
开　　本	710mm×1000mm　1/16
印　　张	19.75
版　　次	2017年1月第1版　2017年1月第1次印刷
书　　号	ISBN 978-7-5143-5423-2
定　　价	39.80元

版权所有，翻印必究；未经许可，不得转载